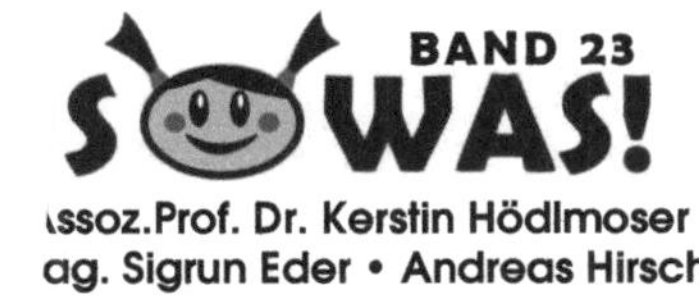

GENIAL IM SCHLAF

GEHEIMNISSE AUS DEM SCHLAFLABOR FÜR BESTNOTEN UND MEHR POWER AM TAG

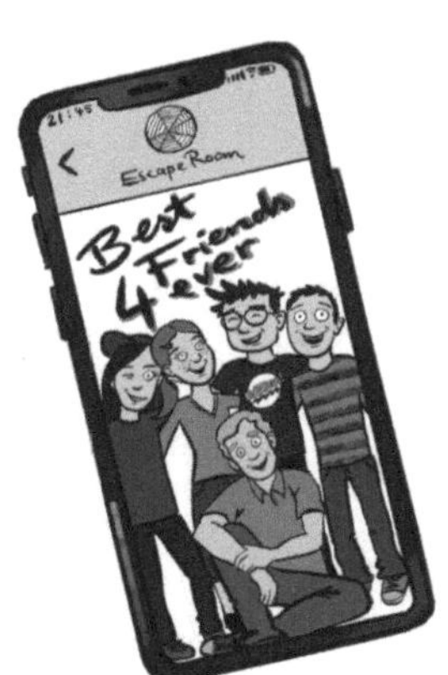

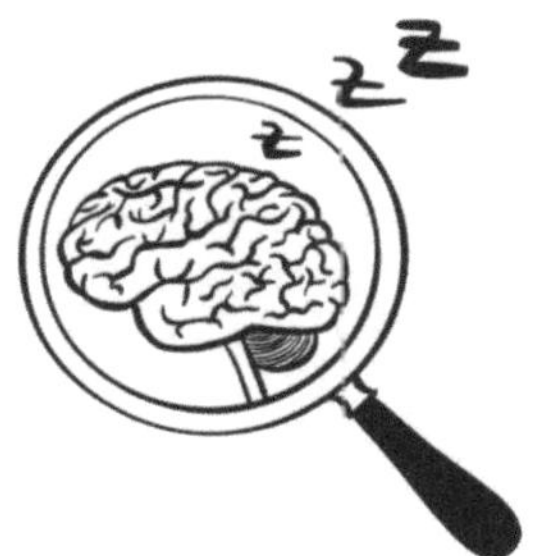

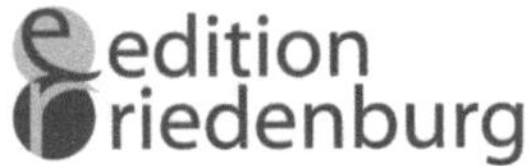

Dieses Buch wurde mit freundlicher Unterstützung der Österreichischen Gesundheitskasse (ÖGK) entwickelt.

Der Text ist meistens in einer geschlechtsneutralen Schreibweise verfasst. Wenn z.B. von „Freunden" die Rede ist, werden hierunter auch die „Freundinnen" verstanden.

1. Auflage Februar 2021

Verlagsanschrift Anton-Hochmuth-Straße 8, 5020 Salzburg, Österreich
Internet www.editionriedenburg.at
E-Mail verlag@editionriedenburg.at

Illustrationen Andreas Hirsch, www.hirschandreas.de
Lektorat Dr. Heike Wolter, Regensburg
Fachlektorat Univ.-Prof. Prim. Dr. Reinhold Kerbl, Dr. Werner Sauseng
Satz und Layout edition riedenburg
Herstellung Books on Demand GmbH
ISBN 978-3-99082-068-1

Inhalt

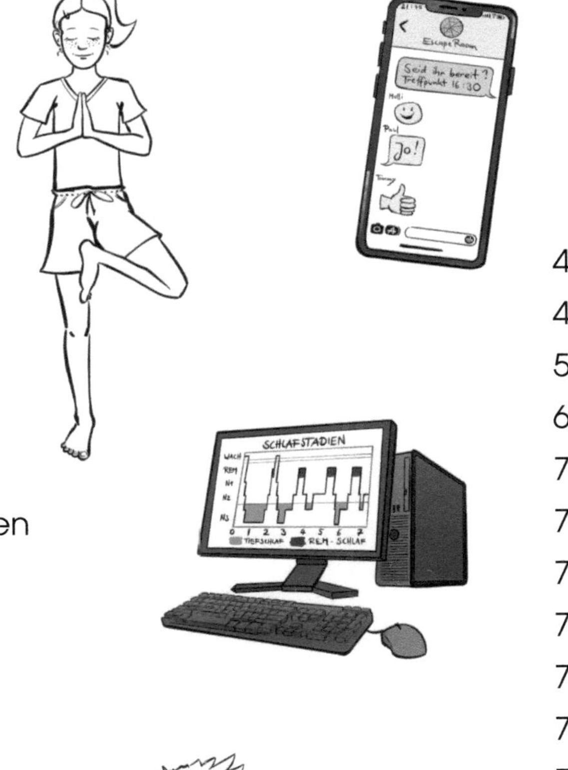

Escape Room
Seid ihr bereit? Treffpunkt 16:30
Jo!
SCHLAFSTADIEN
TIEFSCHLAF
REM - SCHLAF

Hallo du!

Wir sind Juli und Tommy. Oft kommen wir morgens vor lauter Müdigkeit nur schwer aus dem Bett. Wir wissen, womit es zu tun hat. Entweder können wir schlecht einschlafen oder wachen nachts auf. Weil wir einen Albtraum hatten oder uns die Knabbereien durstig gemacht haben.

Doch meistens liegt es bloß daran, dass wir viel zu lange aufbleiben. Wir chatten nämlich gerne und können unsere Lieblingsserie nicht abschalten. Unsere Eltern nervt das und machen Stress. Geht es dir ähnlich?

Wir dachten, Schlaf wird überbewertet. Doch dann hatten wir die Projektwoche „Schlaf und Gehirn". Wir haben sogar mit unserem Biologielehrer ein Schlaflabor besucht und jede Menge gelernt: Was im Körper passiert, während wir schlafen, wie Schlaf gemessen wird und worauf es bei einem gesunden Schlaf-Wach-Rhythmus ankommt.

Seither achten wir tatsächlich auf unsere Schlafgewohnheiten und gehen abends früher offline. Lies unsere Geschichte und nimm auf den Bonus-Seiten dein Schlafverhalten unter die Lupe. Bestimmt findest du heraus, wie du gut schläfst! Und gut schlafen lohnt sich: Du bist fitter und kannst tägliche Herausforderungen entspannter meistern.

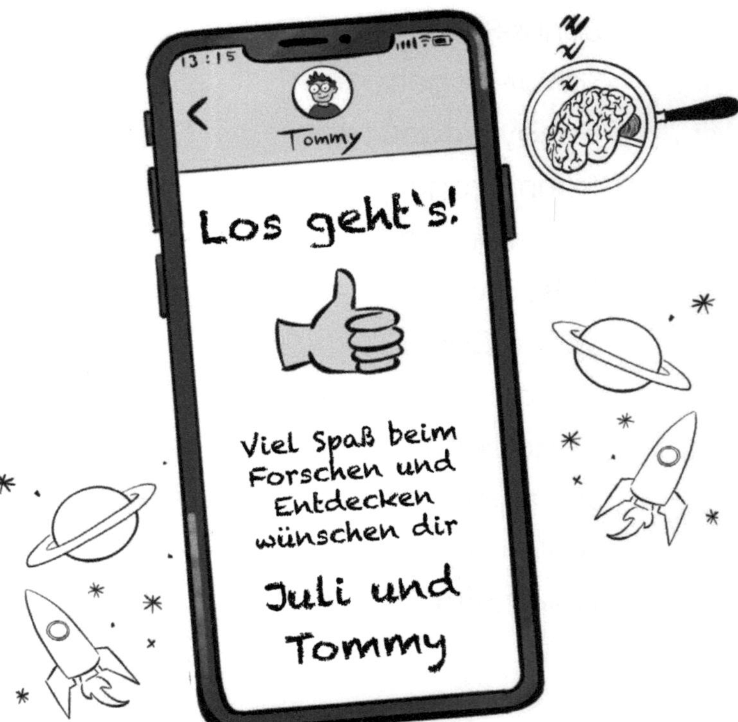

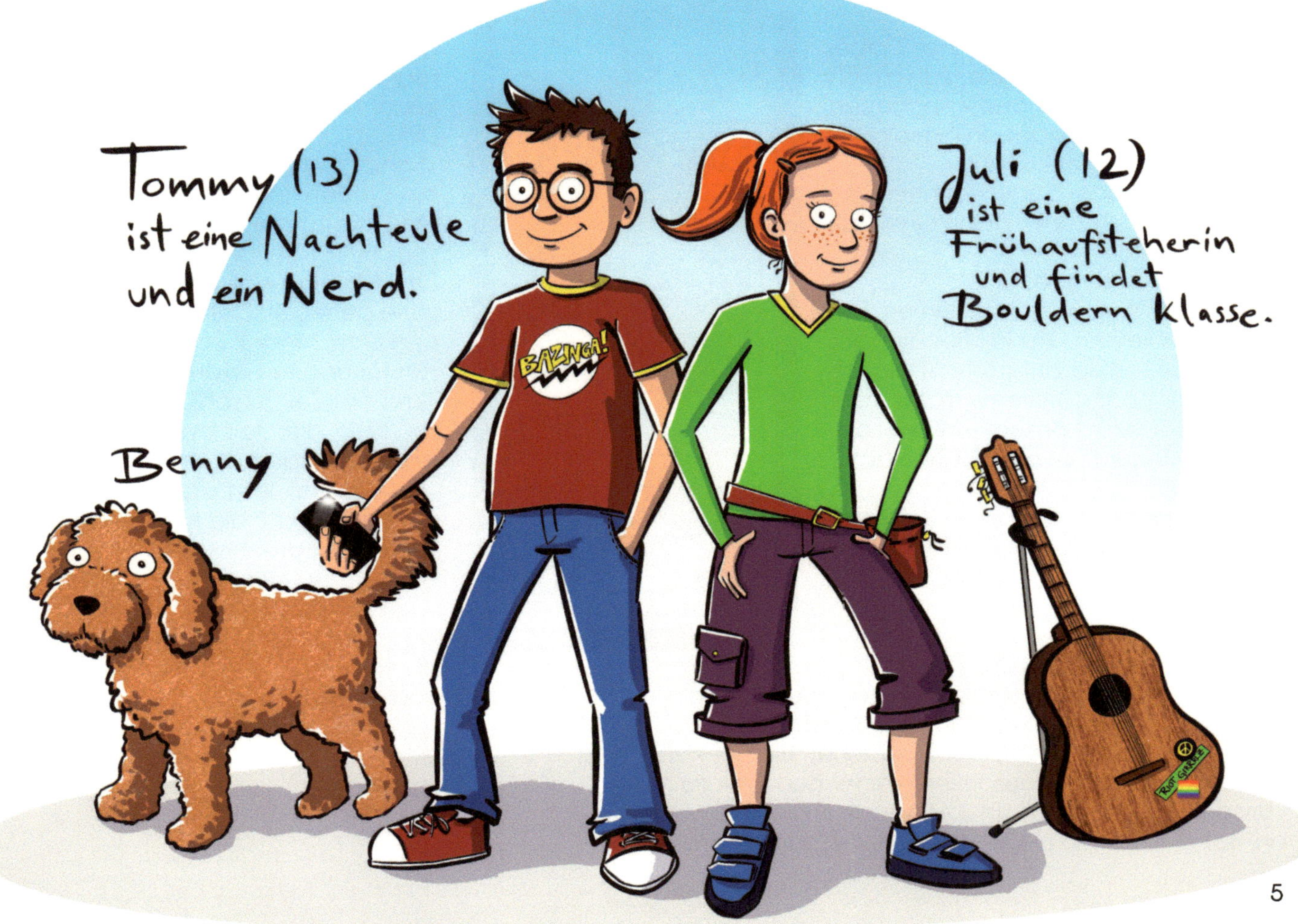
Tommy (13)
ist eine Nachteule
und ein Nerd.
Juli (12)
ist eine
Frühaufsteherin
und findet
Bouldern klasse.
Benny
BAZINGA!
RIOT GIRRRL

Tommy putzt sich die Zähne. Dabei überlegt er, welche Serie er sich gleich im Bett am Smartphone anschauen wird. Seine Eltern erlauben ihm das, er ist nämlich ein guter Schüler.
Beim Gute-Nacht-Sagen erinnert ihn seine Mutter: „Tommy, nach einer Folge ist Schluss."
„Ich weiß", antwortet er.
Auf dem Weg in sein Zimmer tätschelt er seinen Hund Benny, der schwanzwedelnd auf mehr Streicheleinheiten hofft. Seinem Vater, der am Küchentisch konzentriert am Laptop arbeitet, ruft er ein „Gute Nacht, Paps" zu.
Tommy schmeißt sich aufs Bett und klickt die neuen Serienempfehlungen durch.
‚Pling' macht es. „Noch wach?", fragt Juli via App.
„Sicher, ich bin doch eine Nachteule", schreibt Tommy seiner besten Freundin grinsend zurück. „Hast du eine neue Serie für mich?"
Prompt schickt Juli einen Link zu einer Trilogie mit Tommys Lieblingsschauspieler in einer neuen Rolle.
„Urcool! Da muss ich unbedingt noch reinschauen, sonst kann ich nicht schlafen. Ich sag dir morgen, ob du mit deinem Tipp wieder mal richtig gelegen hast. Niemand kennt mich besser als du."

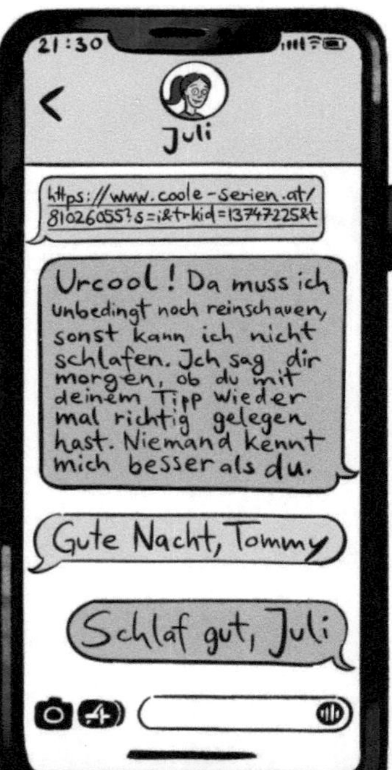

Mit „Gute Nacht, Tommy" und „Schlaf gut, Juli" verabschieden sich die beiden. So wie jeden Tag, seit sie ein Smartphone haben.
Tommy ist schon nach den ersten fünf Minuten voll und ganz von der Serie gefesselt. Daher klopft es für seinen Geschmack auch viel zu früh an der Tür und Tommys Mutter kommt ins Zimmer: „Zeit zu schlafen, Tommy."
Sie lässt die Jalousie herunter und steht auffordernd vor ihm.
„Bitte gib mir jetzt das Handy, ich leg es draußen auf die Kommode."
Tommy verdreht die Augen und gibt es ihr. Diskutieren nützt nichts, das weiß er schon.
Nachdem seine Mutter gegangen ist, dreht er sich auf die Seite, macht die Augen zu und versucht, einzuschlafen.

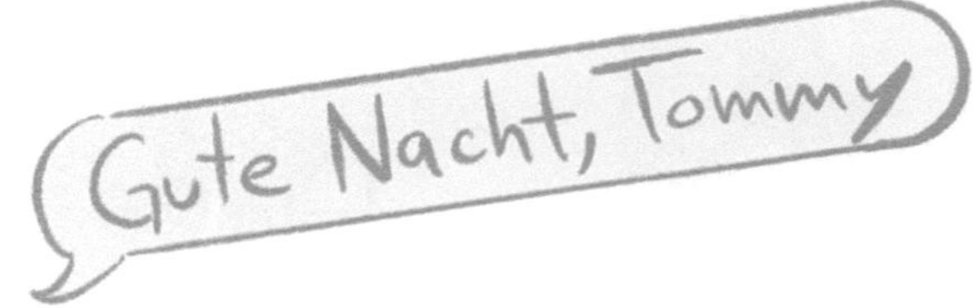

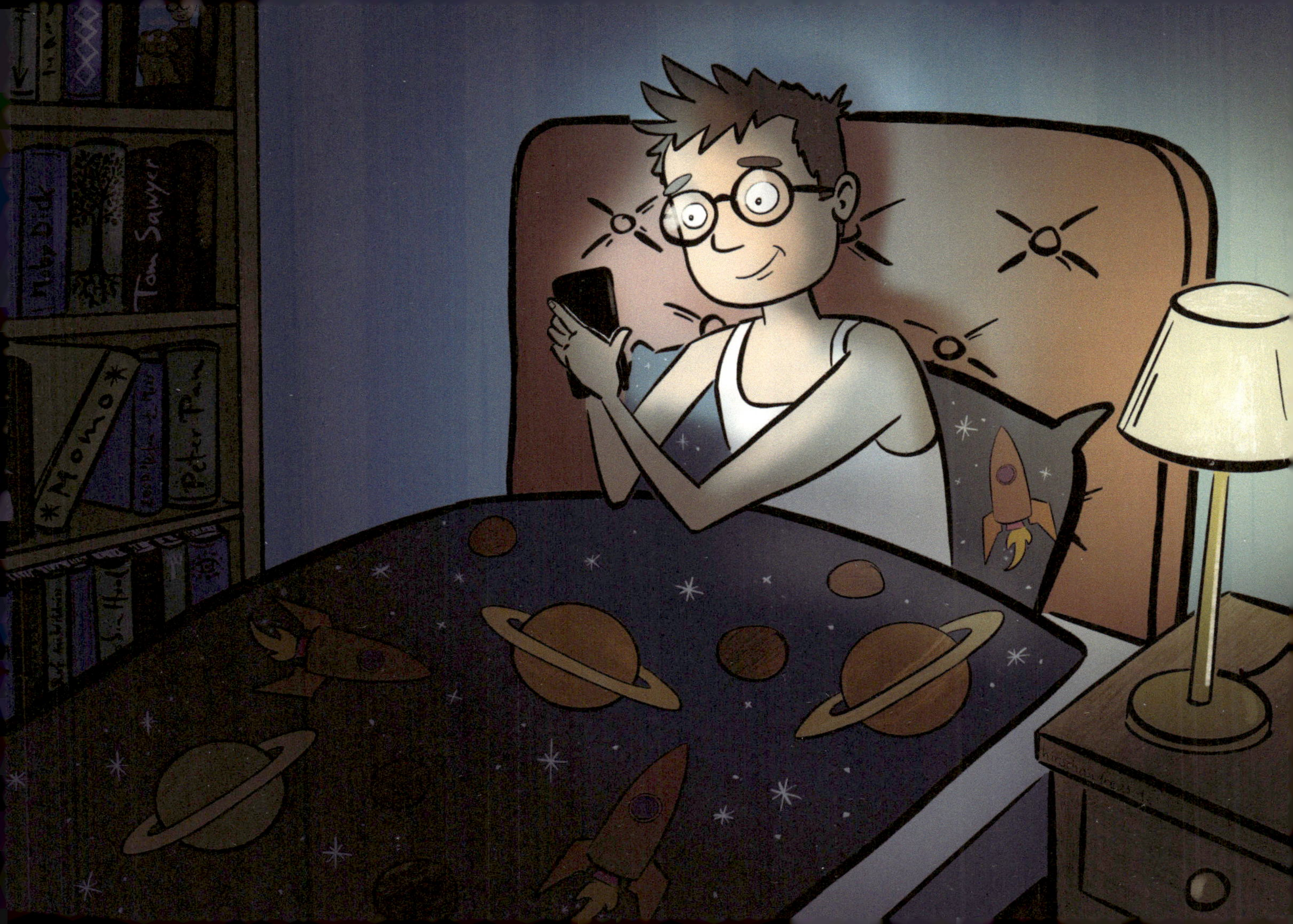
Moby Dick
Tom Sawyer
Momo
Peter Pan

Der Schultag war okay. Juli hat fast alle Hausaufgaben erledigt, für den anstehenden Mathetest geübt und ihr Zimmer aufgeräumt.
Jetzt kann sie das Wochenende genießen.
Außerdem freut sie sich auf morgen! Gemeinsam mit Tommy und anderen Freunden will sie einen Escape Room besuchen.
Das Abenteuerspiel hat Juli von Tommy und ihren Freunden zum Geburtstag geschenkt bekommen. Dort werden sie in einem Raum eingeschlossen sein und müssen innerhalb von 60 Minuten ein Rätsel mit Nervenkitzel lösen, um vor Ablauf der Zeit wieder herauszukommen.
Juli merkt ein Kribbeln im Bauch. Sie ist ziemlich aufgeregt, denn für sie ist es das erste Mal im Escape Room. Doch das würde sie den anderen nicht im Traum verraten!
„Hoffentlich blamiere ich mich nicht" und „Was ziehe ich bloß an?", sorgt sie sich und bekommt Herzklopfen. Sie greift zum Handy und schreibt in die Escape Room-Gruppe:
„Seid ihr bereit? Treffpunkt 16:30"

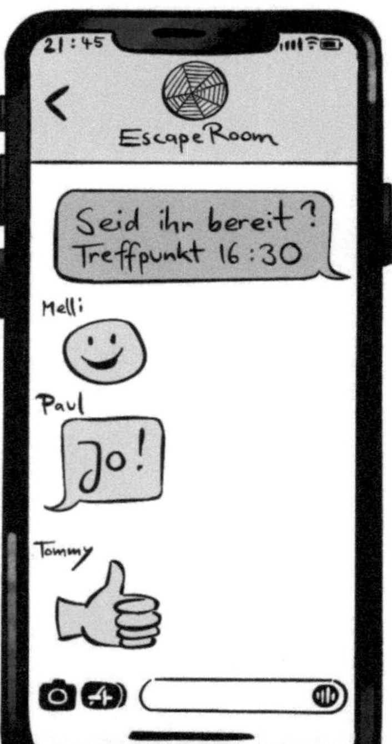

Lauter „Daumen hoch" und Smileys kommen zurück.
Nachdem sich Juli bettfertig gemacht und ihren Eltern „Gute Nacht" gewünscht hat, liegt sie im Bett. An Einschlafen ist aber nicht zu denken. Ständig kreisen ihre Gedanken um den Escape Room. Juli fragt sich, ob die Rätsel genau so schwierig sind wie eine Mathe-Schularbeit und wie gruselig es sein wird. Im Übermut hat sie sich nämlich für das Rätsel „Die unheimliche Spuk-Mission" entschieden.
Am liebsten möchte sie aufstehen und zu ihrer Mutter ins Wohnzimmer gehen. Doch das wäre irgendwie doof.
Sie greift deshalb lieber zum MP3-Player und hört ihre Einschlaf-Playlist mit Entspannungsliedern. Die schaltet sich nach dreißig Minuten automatisch aus und hilft ihr, sich zu entspannen und besser einzuschlafen.

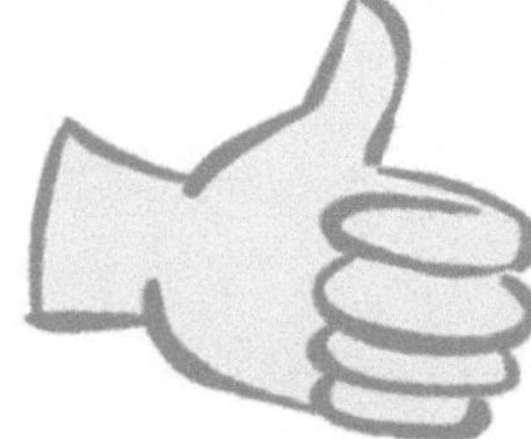

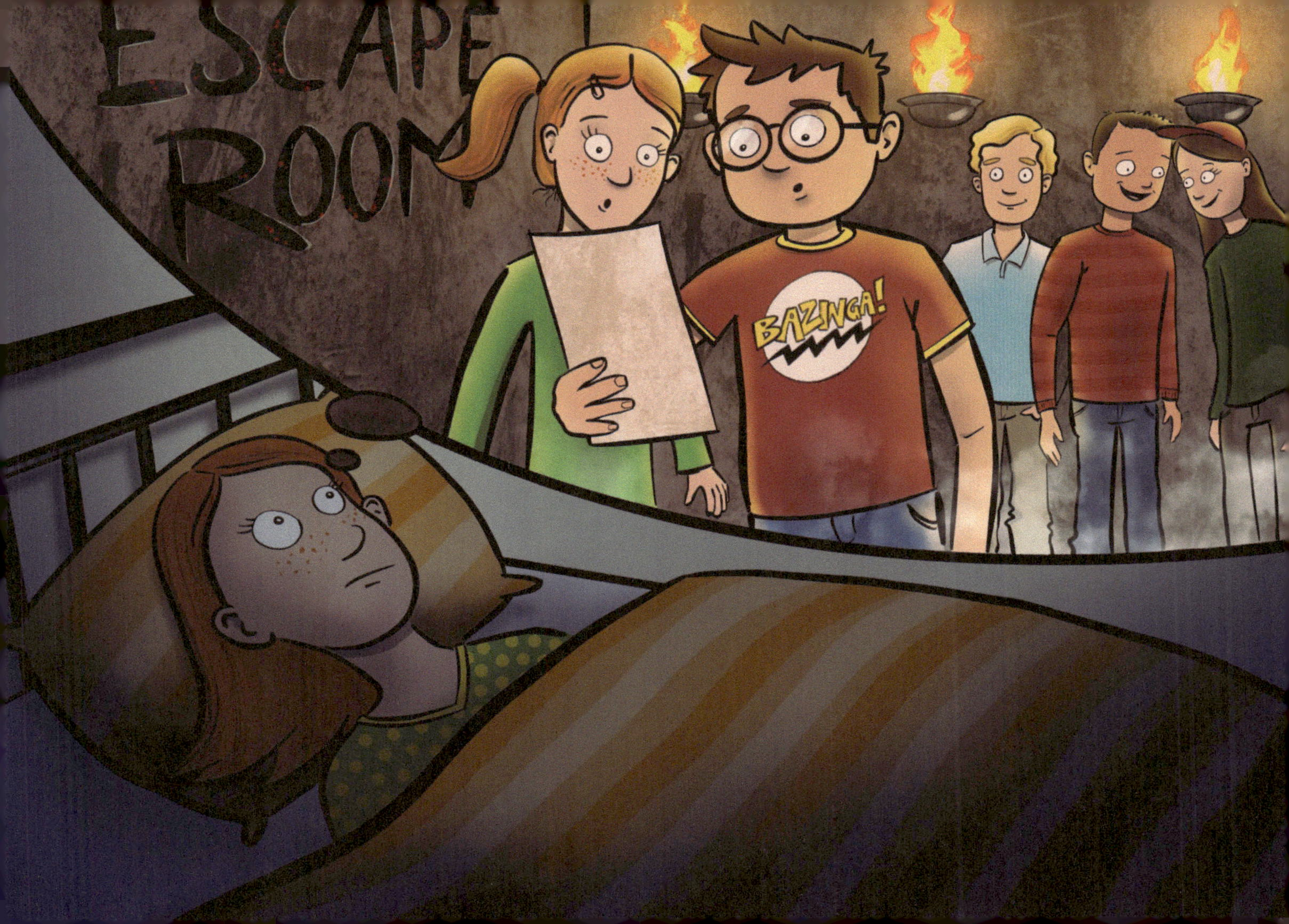
ESCAPE ROOM
BAZINGA!

Am nächsten Morgen wird Juli von selbst wach. In der Wohnung ist es still. Draußen ist es noch dunkel.
Juli blickt auf ihren Wecker. „Zu dumm, es ist erst fünf Uhr!", denkt sie. „Das wäre sogar für mich als Frühaufstehe-rin und unter der Woche zum Schule-gehen viel zu früh zum Aufstehen."
Mit einem Seufzer dreht sie sich wieder um und versucht, nochmals einzuschlafen. Zuerst probiert sie es mit ihrer Lieblingsmusik. Keine Chance!
Schweren Herzens entschließt sich Juli, aufzustehen. Sie macht das Licht an und geht schnurstracks zum Kleiderschrank. Mit kritischem Blick wählt sie verschiedene Outfits. Drei kommen für den wichtigen Tag heute in die engere Auswahl und Juli hängt sie an den Haken der Zimmertür.
Eine Ewigkeit später macht es „Pling".
Juli sieht, dass ihre Freunde aus der Escape Room-Gruppe endlich munter sind, weil wieder Nachrichten mit „Freu mich schon" oder „Wird cool" reinkommen.
Nach dem Frühstück radelt Juli zur Kletterhalle, um sich ein bisschen abzulenken. Die Zeit vergeht wie im Flug. Kurz vor Mittag gelingt ihr eine Kletterroute, die sie schon seit zwei Wochen ausprobiert hat. Fröhlich, aber körperlich erschöpft fährt Juli nach Hause.

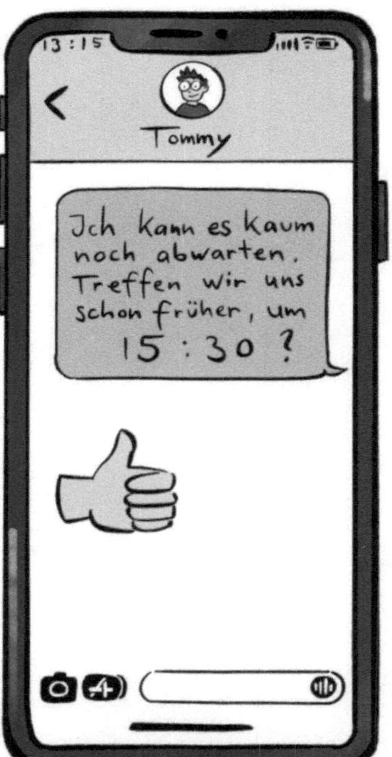

Beim Mittagessen fühlt sie sich träge und schrecklich müde. Am liebsten würde sie ein Nickerchen machen. Doch ihr Vater möchte unbedingt alles über den Escape Room wissen. Er sorgt sich, dass seine Tochter zu jung dafür sein könnte.
Juli ist wütend und merkt, wie ihre Wut von den Füßen bis in den Bauch hochsteigt. „Ich bin doch kein Baby mehr! Ich werde es ihm zeigen", denkt sie trotzig.
Weil sie zum Streiten zu müde ist und sich die Vorfreude nicht weiter verderben lassen will, verlässt sie den Mittagstisch mit zusammengepressten Lippen. So schnell wie möglich verschwindet sie in ihrem Zimmer und wirft sich aufs Bett. Doch einschlafen kann Juli nicht: Die Vorfreude auf den Escape Room ist viel zu groß. Schließlich greift sie zum Handy und schreibt Tommy: „Ich kann es kaum noch abwarten. Treffen wir uns schon früher, um 15:30?"
Prompt kommt ein „Daumen hoch" zurück.

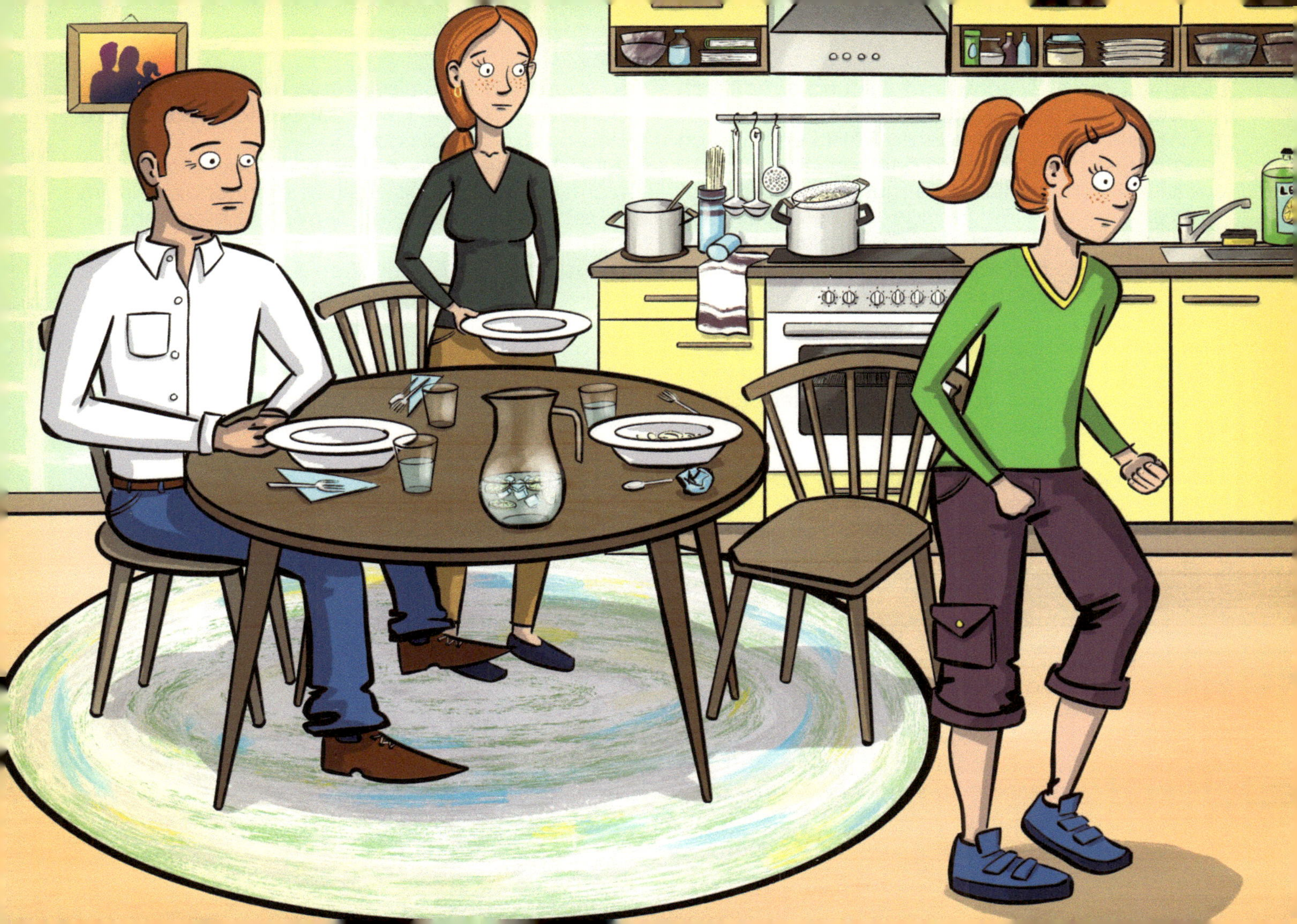

„Das war mega!“, schwärmt Juli und nimmt sich ihre Jacke aus dem Garderobenkästchen.
„Dank dir haben wir das letzte Rätsel unglaublich schnell gelöst“, sagt Tommy anerkennend.
Juli ist in Hochstimmung. Sie muss sich aber auch eingestehen, dass die gestrige Aufregung ein bisschen übertrieben und der Gruselfaktor weniger schlimm war als befürchtet.
„Nächstes Mal bin ich nicht mehr so nervös“, nimmt sie sich fest vor.
Die laute Autohupe von Julis Papa reißt sie aus ihren Gedanken. Schnell verabschiedet sich Juli von ihren Freunden und steigt ein. Julis Vater braucht gar nicht viel zu fragen, weil es aus Juli nur so rausgesprudelt.
Später stellen alle ihre Fotos in die Escape Room-Gruppe und kommentieren sie. Juli schickt Tommy ihr Lieblingsfoto mit dem Kommentar „best friends forever“ und wünscht ihm „Gute Nacht“.
Ein Schnarch-Emoji mit „Schlaf gut, Juli“ kommt zurück.
Juli schaltet das Handy aus und steckt es in der Küche ans Ladekabel an. Eigentlich sollte Juli jetzt schlafen, doch sie will wissen, wie es bei ihrer Drama-Serie weitergeht.
Also schnappt sie sich heimlich das Tablet ihrer Eltern, das auf dem Küchentisch liegt. Sie nimmt sich fest vor, nur eine Folge zu schauen. Weil es aber so spannend ist, bleibt sie auch die nächste und danach noch eine Folge dabei und knabbert ihre Lieblings-Salzbrezeln dazu.
Julis Eltern bekommen davon im Wohnzimmer gar nichts mit, weil sie selber einen spannenden Film im TV schauen und den Ton ziemlich laut gedreht haben.
Die salzigen Brezeln machen Juli richtig durstig! Sie schleicht ins Bad, um Leitungswasser zu trinken. Erst, als ihr Blick auf den Wecker fällt, merkt sie, dass es schon Mitternacht ist.
„Wie doof“, meldet sich Julis schlechtes Gewissen. Schließlich wollte sie morgen zeitig aufstehen und noch vor dem Frühstück für den Mathetest üben.
„Das kann ich nun echt vergessen“, denkt sie zerknirscht.

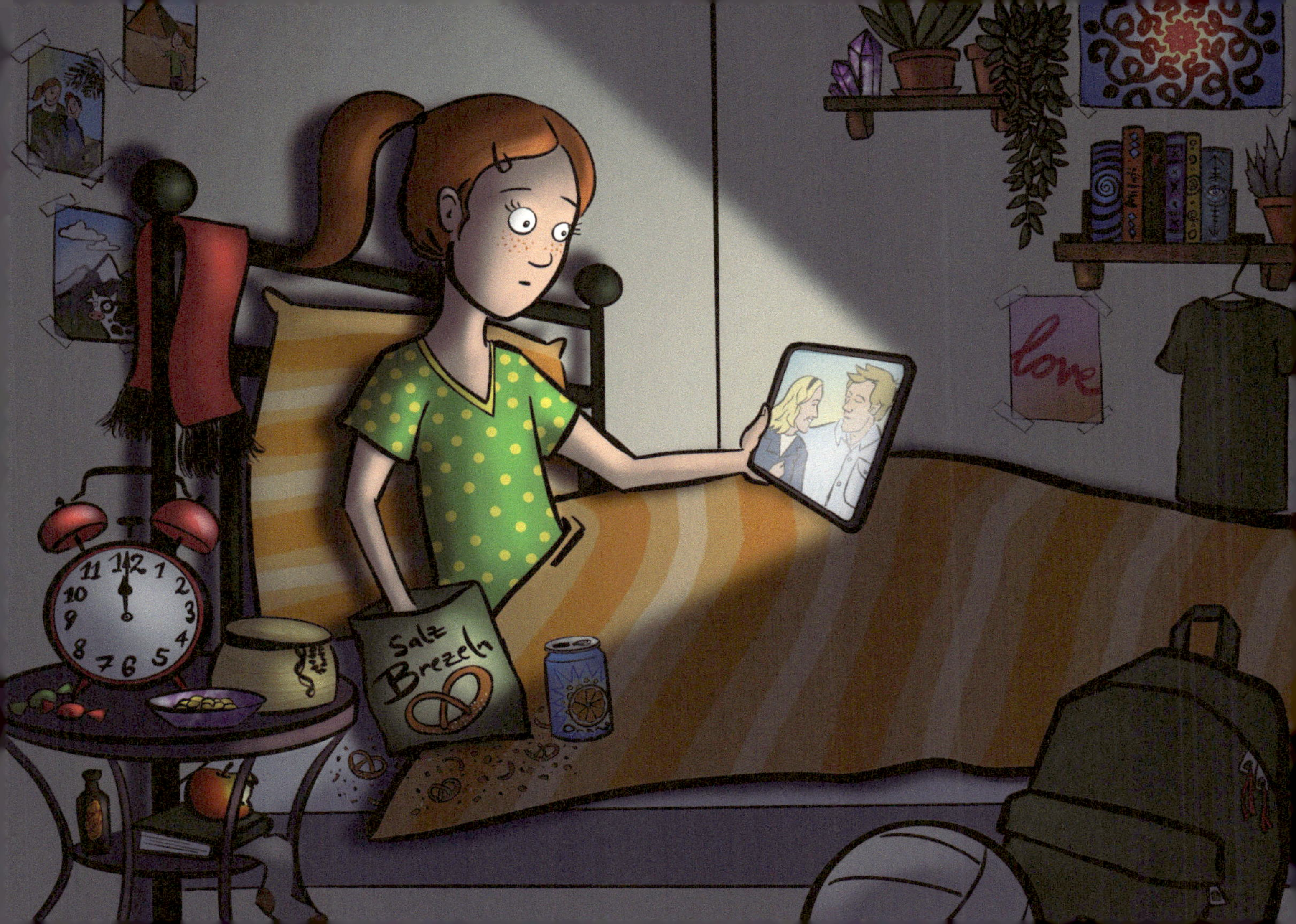
love
Salz
Brezeln

Ausschlafen kann Juli dennoch nie richtig lange, sie ist nämlich ein Morgenmensch. Egal, wie spät sie schlafen geht, sie wacht spätestens um 7 Uhr auf. Lernen kann sie trotzdem nicht, dazu ist sie von ihrem Serienmarathon letzte Nacht noch zu müde.
Bei Tommy läutet um 7:30 Uhr der Wecker. Aufstehen ist angesagt. Heute ist er mit Gassigehen dran. Das ist heftig, weil die Spielkonsole so verlockend war und er bis Mitternacht in seinem Strategiespiel hängengeblieben ist.
Gähnend zieht er sich an und wäscht sich das Gesicht mit kaltem Wasser, um ein bisschen munterer zu werden. Benny ist voller Energie und zieht kräftig an der Leine. Die kühle Morgenluft erfrischt Tommy.
Wieder zu Hause teilt ihn seine Mutter zuerst zum Müllraustragen und Staubsaugen und dann zum Gemüseschneiden für das Mittagessen ein. Am liebsten würde sich Tommy jetzt hinlegen, doch er ist mit Juli zum Lernen für den Mathetest verabredet.
„Hey Tommy, du hast aber dunkle Schatten unter den Augen", begrüßt ihn Juli.
„Ha ha", erwidert Tommy etwas gereizt. „7:30 Uhr ist einfach viel zu früh für mich! Lass uns lieber anfangen, bevor ich noch einschlafe."
Die ersten Aufgaben sind eigentlich leicht, doch Juli macht ständig Fehler.
„Konzentriere dich doch mal", fährt Tommy sie total genervt an.
„Oje", denkt Juli, „Tommy ist bestimmt nur deshalb so schlecht drauf, weil er müde ist. Ausgerechnet heute bin ich nicht richtig vorbereitet, weil ich gestern so lange ferngesehen habe."
Sie entschuldigt sich bei Tommy und strengt sich bei den nächsten Aufgaben ganz besonders an.
Nach der letzten Rechnung legt sie zufrieden den Stift beiseite und sagt: „Danke, Tommy! Wärmen wir uns doch die selbstgemachte Pizza vom Mittagessen auf und dann machen wir es uns auf der Couch gemütlich und schauen einen Film, ok?"
„Einverstanden", meint Tommy.
Bereits 15 Minuten nach Filmbeginn ist Tommy eingeschlafen. Juli schaut den Film alleine zu Ende. Sie rüttelt ihn wach:
„Hey Tommy, du musst zu Hause weiterschlafen."
Als Juli ihr Handy vor dem Schlafengehen in der Küche ansteckt, sieht sie eine Nachricht von Tommy.
„Jetzt, so spät am Abend, ist er scheinbar wieder putzmunter. Kein Wunder, er hat ja auch den halben Nachmittag verpennt", denkt sich Juli.
„Ich habe versehentlich dein Mathebuch eingesteckt. Ich bring es dir morgen mit!", textet Tommy.

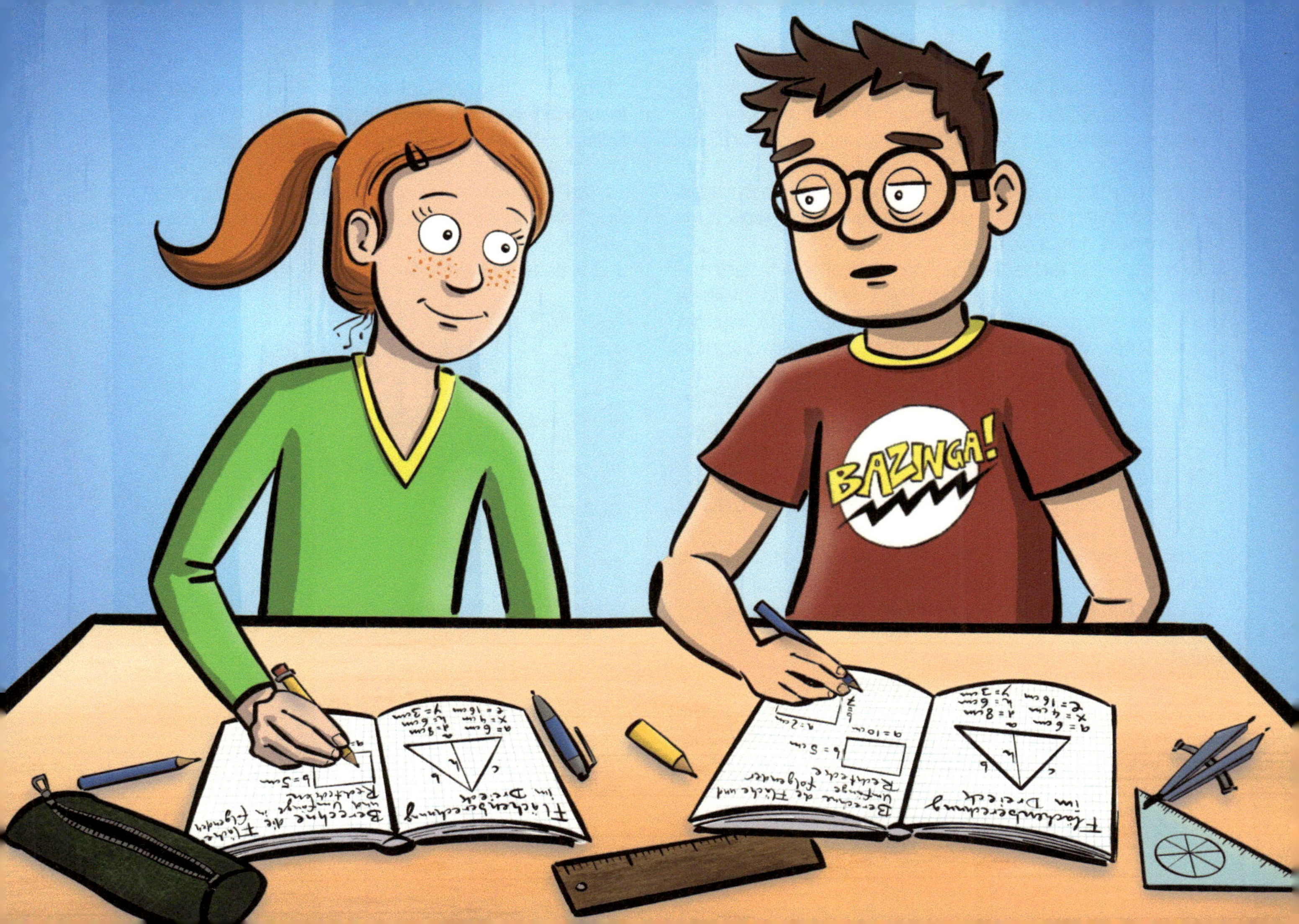
BAZINGA!

Tommys Wecker klingelt um 6:15 Uhr. Er drückt ihn einmal und dann noch ein zweites Mal weg.
Plötzlich steht sein Vater im Zimmer und sagt ermahnend:
„Tommy, jetzt musst du dich beeilen. Frühstücken geht sich nicht mehr aus. Ich habe dir etwas zum Mitnehmen hergerichtet."
Wie ferngesteuert erledigt Tommy seine Morgentoilette, zieht sich an, schnappt sich seinen Rucksack und geht so schnell er kann zum Bus. Die letzten paar Meter muss er sogar laufen, weil der Bus schon in die Haltestelle eingefahren ist.
Völlig außer Atem lässt sich Tommy auf einen Sitzplatz fallen und schaut, was sein Vater ihm zum Essen eingepackt hat. Es ist Vollkornbrot mit Käse.
„Oh Mann", denkt Tommy und rümpft die Nase. „Die Pizza von Julis Mutter wäre mir lieber gewesen."
Beim Gedanken an Juli fällt Tommy plötzlich ein, dass er ihr ja das Mathebuch mitbringen sollte.
„Doof, das habe ich in der Eile ganz vergessen", denkt er. „Das wird Ärger geben."
Unterdessen ist Juli schon in der Schule. Die Fahrt mit dem Rad hat sie munter gemacht, doch ihre Stimmung verschlechtert sich zunehmend. Länger als gewohnt muss sie auf Tommy und ihr Mathebuch warten. Ungeduldig steigt sie von einem Bein auf das andere und ärgert sich:
„Typisch Tommy, Pünktlichkeit ist nicht seine Stärke."
Kurz vor Unterrichtsbeginn hastet Tommy über den Schulhof. Ein Blick in sein Gesicht genügt und Juli kennt sich aus:
„Jetzt kommt er zu spät und hat auch noch mein Buch vergessen. Wie kann man nur so unorganisiert sein!"
Juli würde vor Wut am liebsten laut schreien.

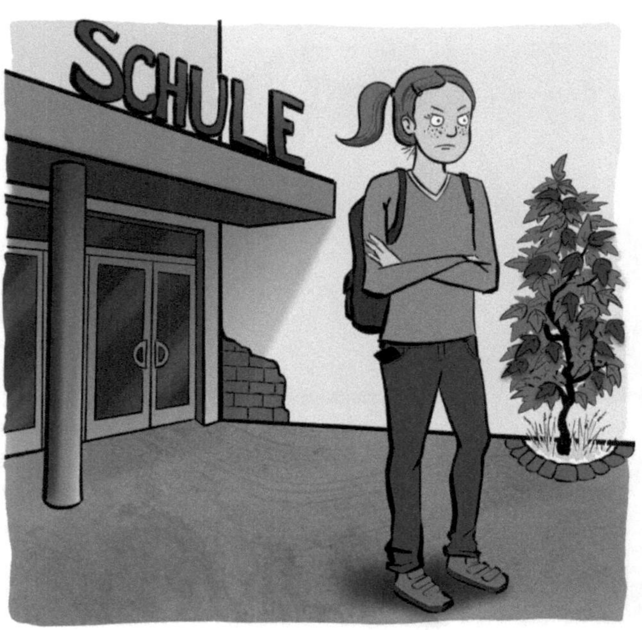

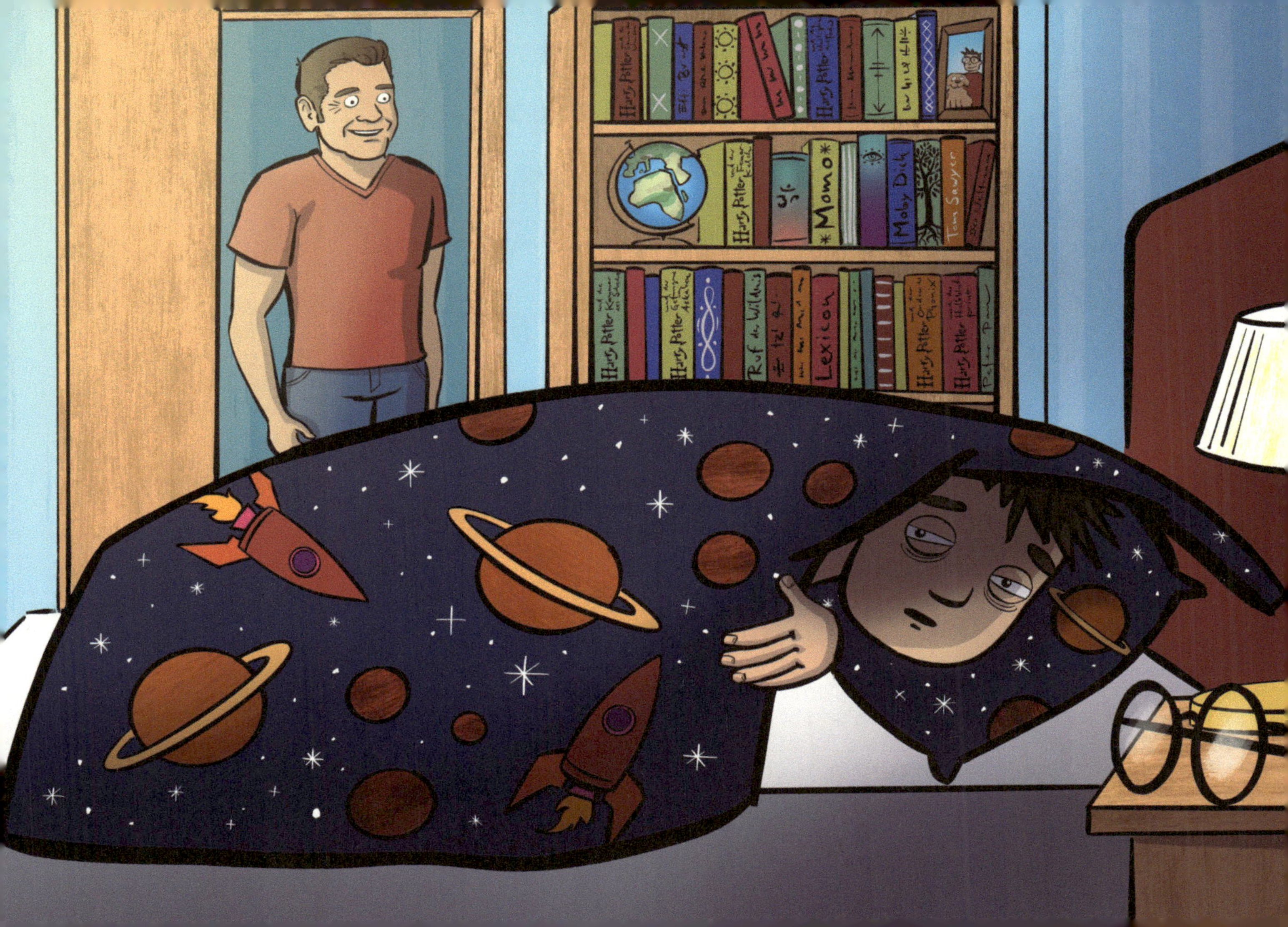

Harry Potter
Harry Potter
Momo
Moby Dick
Tom Sawyer
Harry Potter
Harry Potter
Ruf der Wildnis
Lexicon
Harry Potter
Harry Potter

„Sorry", sagt Tommy zerknirscht und völlig außer Atem zu Juli. Sie wirft ihm einen bitterbösen Blick zu und geht ohne ein Wort zu sagen sofort in die Klasse.

Die beiden sitzen schweigend nebeneinander. Tommy legt sein Mathebuch in die Tischmitte. Zum Glück bemerkt es der Mathelehrer nicht, ansonsten hätte Juli eine extra Aufgabe bekommen.

Als der Unterricht beendet ist, atmet Juli auf und sieht Tommy etwas freundlicher an.

„Tut mir echt leid, dass ich das Mathebuch nicht mitgebracht habe. Nachdem ich beim Filmschauen eingepennt bin, konnte ich am Abend erst ganz spät einschlafen", entschuldigt sich Tommy.

„Ist schon gut. Die Mathestunde habe ich überlebt. Bei mir hat das Einschlafen auch nicht gut geklappt", antwortet Juli und reibt sich ihre müden Augen. „Außerdem vermiest mir der Mathetest meine Laune."

Am Nachmittag geht Juli zum Bouldern in die Kletterhalle. Sie powert sich richtig aus und ist eine Weile vom Mathetest abgelenkt.

Doch als Tommy Juli später das Mathebuch zu Hause vorbeibringt, bemerkt er sofort ihre nach unten gezogenen Mundwinkel: „Was ist los? Geht dir Mathe nicht aus dem Kopf?" Juli nickt verzweifelt.

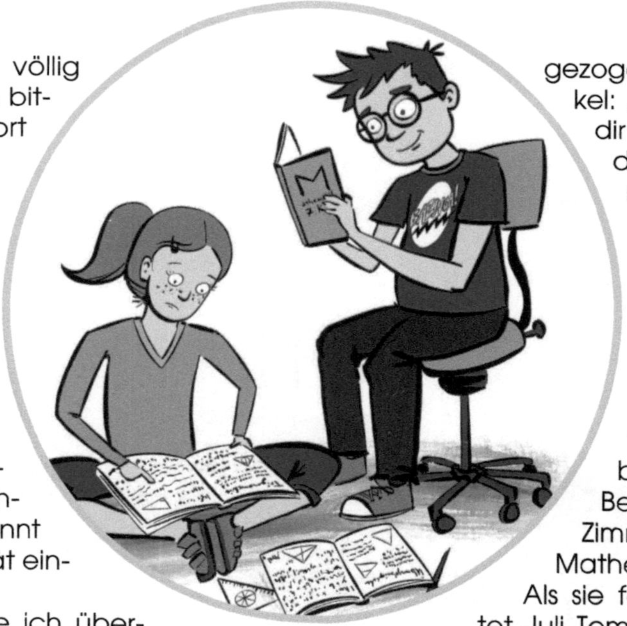

„Du machst dir zu viele Sorgen. Sollen wir noch ein paar Aufgaben gemeinsam durchgehen?"

„Ja, bitte", antwortet Juli dankbar.

Beide gehen in Julis Zimmer und büffeln Mathe.

Als sie fertig sind, begleitet Juli Tommy mit dem Rad nach Hause.

Mit „Du packst das schon!" verabschiedet sich Tommy von ihr.

Nach dem Abendessen schaltet Juli ihr Handy aus und steckt wie gewohnt das Ladekabel an. Dann macht sie sich bettfertig, weil sie für den Test morgen gut ausgeruht sein will. Sie kontrolliert sorgfältig, ob der Wecker gestellt ist.

Tommys Mut-Mach-Satz begleitet sie in den Schlaf.

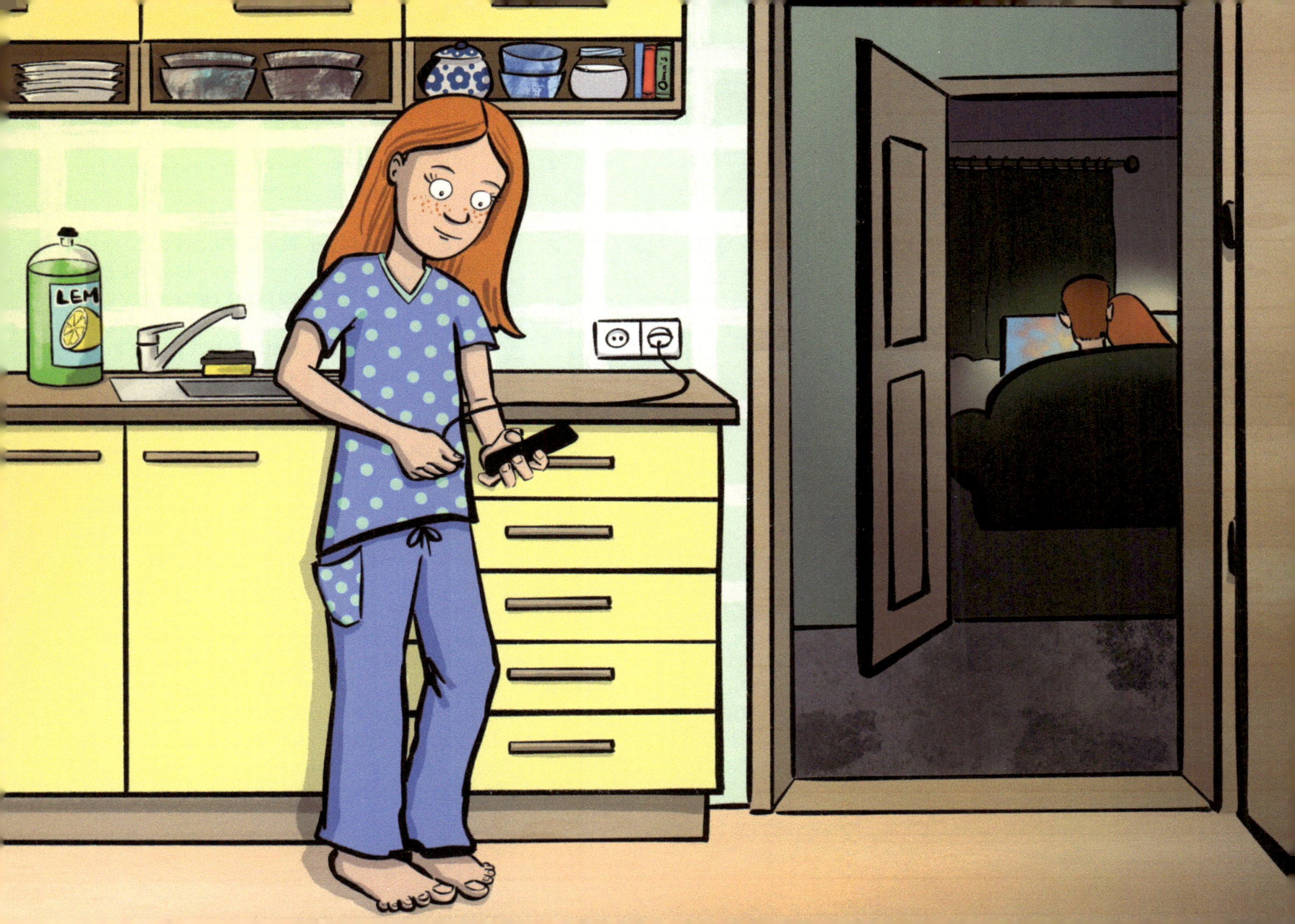
Oma's
LEM

Juli kommt glücklich von der Schule nach Hause: Der Mathetest war einfach und sie hat ein gutes Gefühl! Die Hausaufgaben erledigt sie auch rasch. Später hilft sie ihrer Mutter beim Einkaufen und schaut gemeinsam mit ihren Eltern eine Quizsendung an. Als Juli im Bett liegt, bekommt sie ein Foto aufs Smartphone. Es zeigt sie komplett verschwitzt an der Kletterwand hängend.
Sie ist plötzlich hellwach, weil alle aus der Kletter-Gruppe das Foto gesehen haben. Sofort schreibt sie ihrem Kletter-Buddy Chris: „Fieses Foto, wieso schickst du es an alle?"
Ein „Ist doch cool!" kommt zurück.
Juli meldet sich mit: „Das macht mich echt wütend! Das klären wir morgen!"
Dann schreibt sie Tommy, was gerade passiert ist, und er meint: „Nimm`s locker und mach dir nicht allzu viele Gedanken darüber. Schlaf gut! Ich leg noch eine Nachtschicht ein und übe für die Mathe-Olympiade."
Juli schickt ihm ein „Ja, ich weiß, du hast Recht! Gute Nacht Tommy und viel Energie für die Nachtschicht."

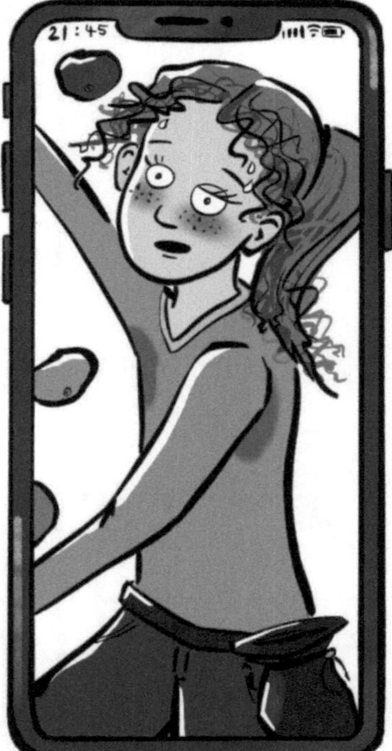

Um 21 Uhr geht Juli offline und wünscht, sie könnte das Foto ungeschehen machen. Unruhig wälzt sie sich von einer Seite zur anderen, bis sie endlich einschläft.
Sie träumt vom nächsten Tag. Im Traum stellt sie ihr Fahrrad ab und geht über den Schulhof. Dabei bemerkt sie, dass sich die anderen verschwörerische Blicke zuwerfen. Als sie weitergeht, erkennt sie ein paar ihrer Mitschüler. Sie kichern und tuscheln ... über sie! Als sie die Schule betritt, hängt von der Decke ein riesengroßes Plakat mit ihrem verschwitzten Kletterfoto herunter.
Um sie herum haben sich alle versammelt. Was zuvor nur ein leises Kichern war, ist nun zu einem grässlichen, lauten und höhnischen Lachen angewachsen.
Als Juli fast von den vielen kreischenden Fratzen erdrückt wird, wacht sie schweißgebadet auf. Es ist mitten in der Nacht. Da wird ihr klar, dass sie gerade einen Albtraum hatte.
Sie wechselt den Pyjama und überlegt, was sie Chris morgen sagen wird. Dadurch kann sie sich langsam beruhigen und wieder einschlafen.

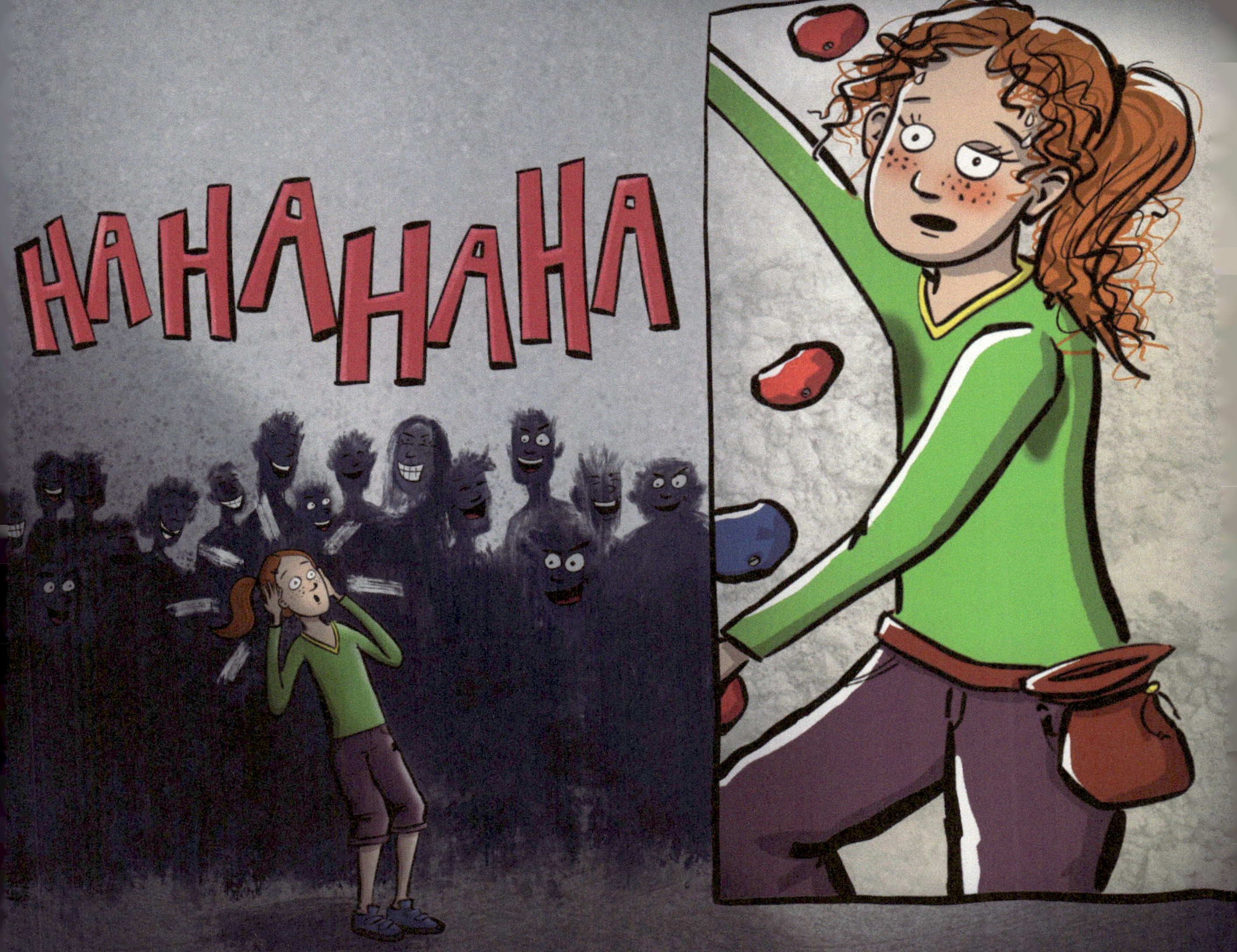
HAHAHAHAHA

Das Gespräch mit Chris verläuft gut und Juli fühlt sich deutlich besser.
Tommy hingegen meint nur schulterzuckend: „Also, wenn das Foto deine einzige Sorge war, dann ist eh alles ok!“, und lässt sie am Gang stehen.
Juli ist zunächst irritiert, aber dann fällt ihr ein, dass Tommy eine kurze Nacht hatte, da er sich auf die Mathe-Olympiade vorbereitet hat.
Tommy ist schon ganz nervös und denkt sich immer wieder: „Ich muss es bis ins Finale schaffen, sonst darf ich nicht zum Bundeswettbewerb!“
Im Supermarkt kauft er sich eine Kleinigkeit zu essen und etwas zu trinken. Zu Hause geht er nochmal alle Beispiele durch und trinkt nebenbei seinen Eistee.
Abends, als er schon im Bett liegt, kommt von Juli eine Nachricht:
„Hast du alles unter Kontrolle für morgen?“
Tommy antwortet kurzangebunden: „Mal schauen. Schlaf gut, Juli“.
Ein „Gute Nacht“ mit „Mach dir keine Sorgen, du bist der Beste!“ kommt zurück. Doch anstatt offline zu gehen und die Nachttischlampe auszuschalten, lernt Tommy noch am Laptop.
Seine Mutter klopft um 21 Uhr an und sagt: „Schalte zumindest den Blaulicht-Filter ein und lass es bald gut sein!“

Tommy nickt bloß und vertieft sich weiter in seine Aufgaben, die er auf der Übungsplattform für die Mathe-Olympiade löst.
Um 22 Uhr kommt seine Mutter wieder und prüft ihn fünf Aufgaben ab, die er alle richtig hat. Tommy ist aber immer noch nicht zuversichtlich genug, die Vorausscheidung zu schaffen.
Eine Stunde später nimmt Tommys Mutter ihm genervt den Laptop aus der Hand und sagt: „Schluss für heute, Papa schaltet gerade das WLAN aus.“
Tommy versucht einzuschlafen. Sein Körper ist müde, aber sein Kopf ist immer noch munter und versucht, weiterhin fleißig Mathe-Aufgaben zu lösen.
Tommy dreht sich hin und her und denkt: „Etwas weniger Eistee wäre wohl klüger gewesen. Der gezuckerte Tee hält mich noch immer wach.“
Erst weit nach Mitternacht kommt Tommy zur Ruhe.

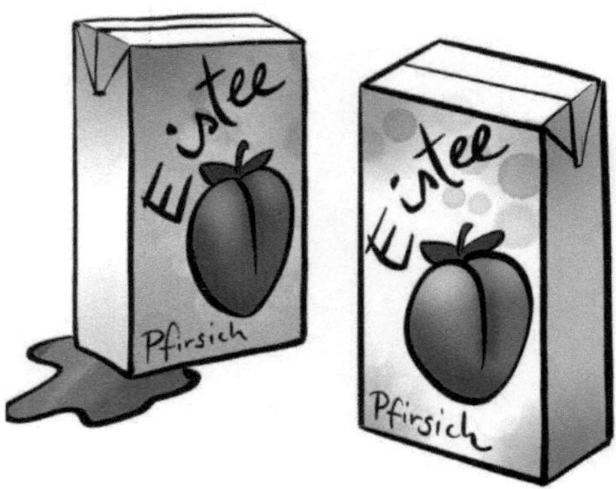

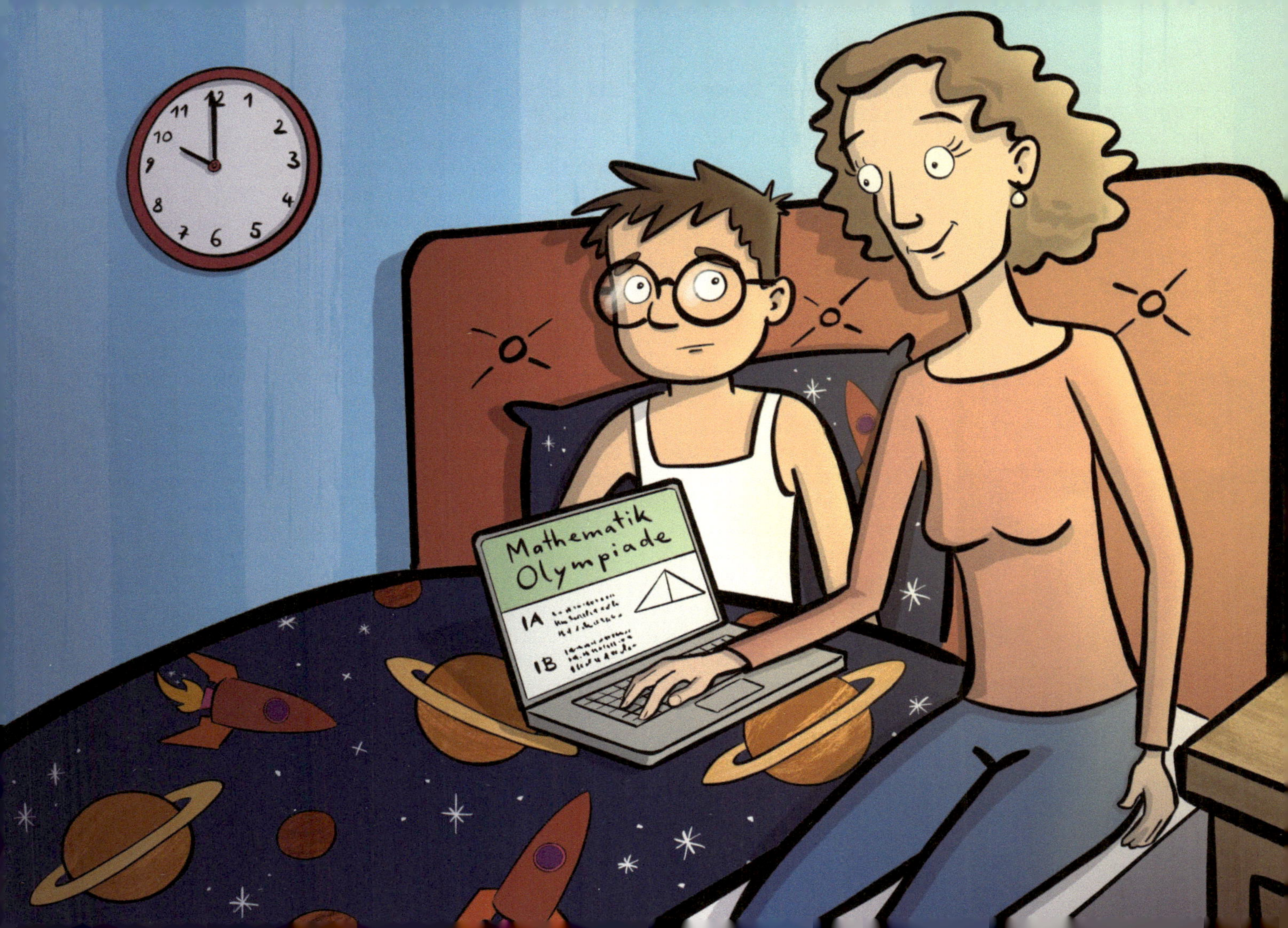
Mathematik
Olympiade
1A
1B

Tommy wird durch das Läuten seines Weckers munter. Wie gewohnt, greift er zum Smartphone und schaut, wer von seinen Freunden bereits online ist.

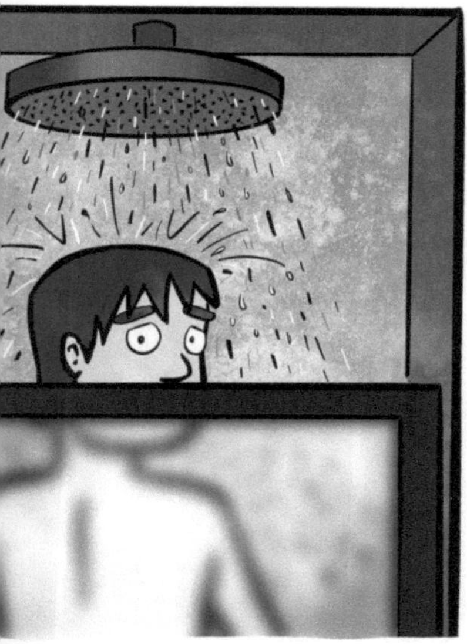

So müde wie er ist, würde er am liebsten weiterschlafen. Doch es ist spät. Also steht er auf und duscht kalt.
Zum Frühstücken ist er zu gerädert.
Die Vorentscheidung zur Mathe-Olympiade läuft zwar wie geschmiert, aber sie dauert unerwartet lang bis Mittag. Danach ist Tommy erschöpft und bekommt vom restlichen Schultag nichts mehr mit.
Im Schneckentempo schleppt er sich nach Hause. Seine Mutter wartet schon gespannt auf ihn und freut sich über die gute Nachricht.
„Ich hau mich mal aufs Ohr", murmelt Tommy. Doch seine Mutter hält ihn davon ab: „Bloß nicht, sonst kannst du abends wieder nicht einschlafen. Schnapp dir lieber Benny und geh mit ihm eine Runde."
Also spaziert Tommy mit Benny zu Juli und die beiden üben mit Benny Hundetricks.
„Willst du mit uns Abendessen?", fragt Juli. Tommy lehnt dankend ab und macht sich auf den Heimweg.
Zu Hause schafft er es gerade noch, sich den Pyjama anzuziehen, die Zähne zu putzen und sich ins Bett zu legen. Vor lauter Müdigkeit vergisst er, das Handy auszuschalten. Dadurch wird er immer wieder von hereinkommenden Nachrichten gestört.
Im Halbschlaf fällt ihm ein, dass er Juli für morgen noch absagen muss, weil er einen Arzttermin hat. Schnell schickt er ihr eine Nachricht und gibt noch einen Schnarch-Smiley dazu. Dann schaltet er das Handy aus und dreht sich auf die Seite.
Plötzlich kracht sein Vater ins Zimmer und schimpft: „Wir hatten doch ausgemacht, dass du das Handy vor dem Schlafengehen auf die Kommode im Flur legst. Ist dir klar, dass du soeben Mama und nicht Juli angetextet hast, obwohl du schon seit einer Stunde das Handy nicht mehr im Zimmer haben solltest? Ab morgen kontrolliere ich das wieder regelmäßig", sagt er wütend.
Widerwillig drückt Tommy ihm das Handy in die Hand und stellt fest: „Mist, jetzt bin ich wieder munter."

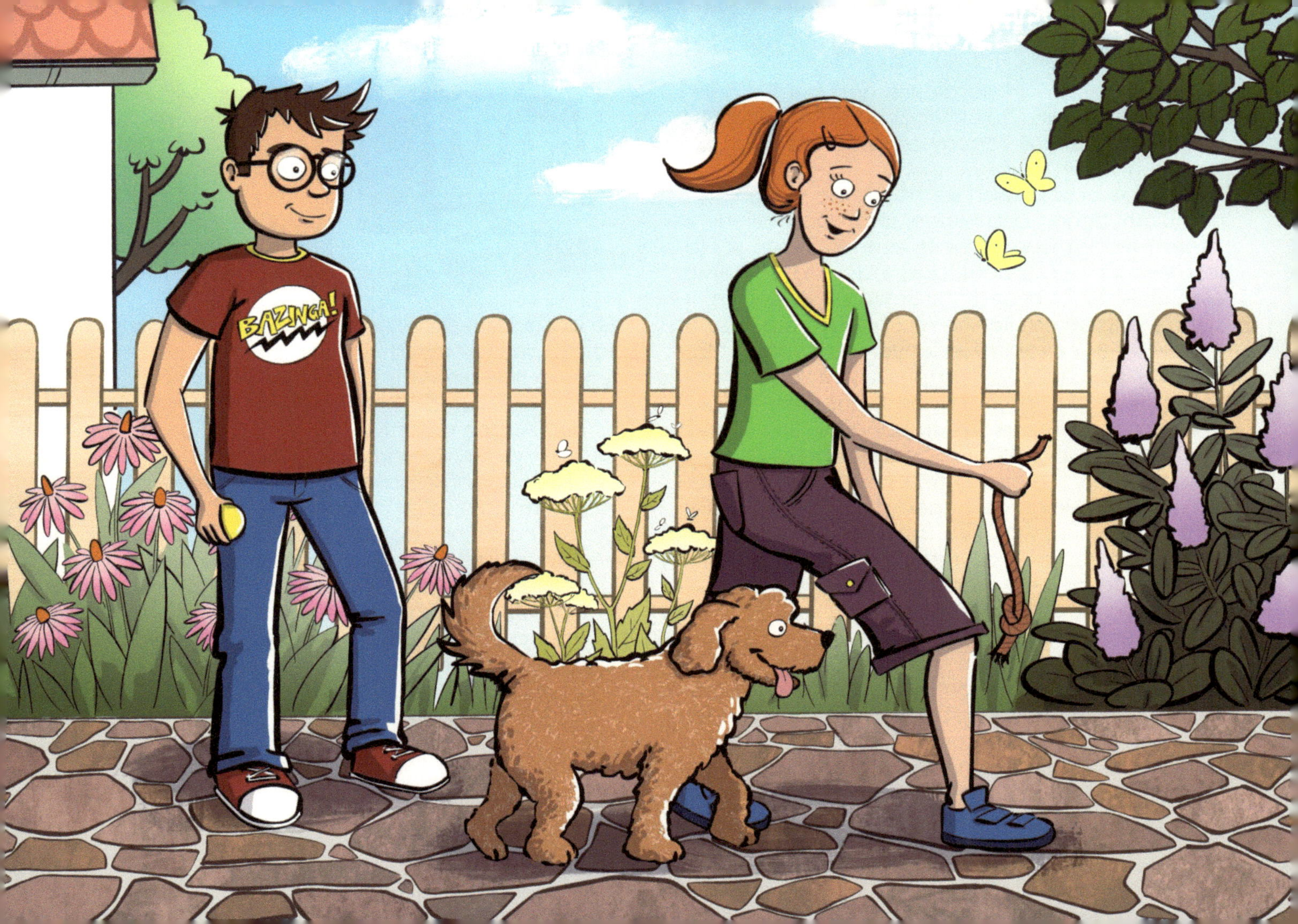
BAZINGA!

„Hey Tommy, freust du dich schon auf Biologie? Heute startet die Projektwoche ‚Schlaf und Gehirn`", begrüßt Juli Tommy am nächsten Tag mit leuchtenden Augen.
In Biologie besprechen sie heute die verschiedenen Biorhythmen und lernen, dass Jugendliche in ihrem Alter im Durchschnitt neun Stunden schlafen. Wer hätte gedacht, dass jeder Mensch etwa ein Drittel seines Lebens mit Schlafen verbringt!
„Damit ihr euren Schlaf-Wach-Rhythmus besser kennenlernt, bekommt jeder von euch ein Schlafprotokoll und einen Aktigraphen. Das Schlafprotokoll füllt ihr morgens und abends aus. Den Aktigraphen tragt ihr wie eine Armbanduhr. Er zeichnet auf, wie aktiv ihr seid", erklärt der Lehrer.
Juli kennt so ein Gerät bereits vom Sport. Sie kombiniert: „Der Aktigraph zeigt an, wie viele Stunden wir schlafen und wann wir uns bewegen."
Tommy interessiert sich mehr für das Schlaf- und Traumprotokoll und meint: „Heute habe ich geträumt und fühle mich frisch und munter."
Dann werden die Gruppenarbeiten verteilt. Juli und Tommy entscheiden sich für das Thema Traum. Sie wechseln in den Computerraum und fangen mit der Internet-Recherche an. Schon bald finden sie heraus, dass es mehrere Schlafphasen gibt und Träume insbesondere im sogenannten Rapid-Eye-Movement Schlaf auftreten.

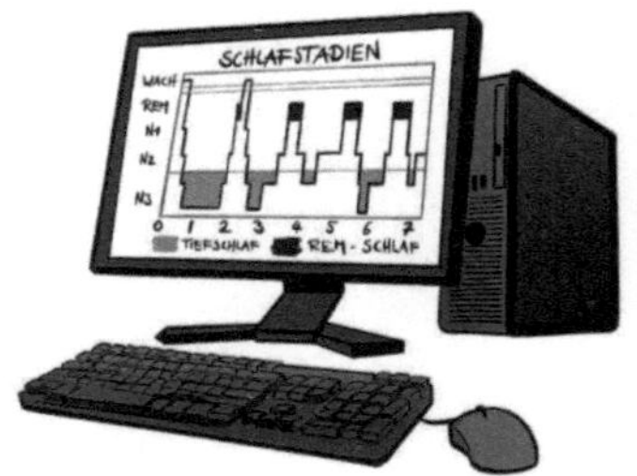

„Die sogenannte REM-Phase heißt so, weil sich hier die Augen ganz rasch und stark bewegen", liest Juli vor. „Gleichzeitig ist die Muskelaktivität des Körpers insgesamt ganz niedrig."
„Eh klar, sonst würden wir ja all unsere Träume ausleben", schlussfolgert Tommy. Er muss an Benny denken. Bei seinem Hund hat er schon oft beobachtet, dass er im Schlaf schnelle Bewegungen mit den Augen macht.
Juli liest weiter vor, dass das Gehirn in der REM-Schlafphase ähnlich aktiv ist wie im Wachzustand, weshalb man auch vom paradoxen Schlaf spricht.
„Das ist echt voll cool – bin schon gespannt, was wir da nächste Woche im Schlaflabor an der Universität alles erfahren! Wir sollten unbedingt auch fragen, wie das mit dem luziden Träumen funktioniert und ob man im Traum auch was trainieren kann. Das wäre lässig fürs Bouldern, mentales Training sozusagen", wirft Juli erfreut ein.

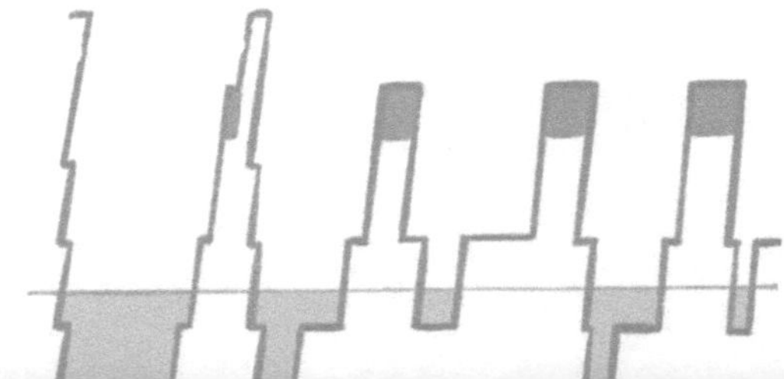

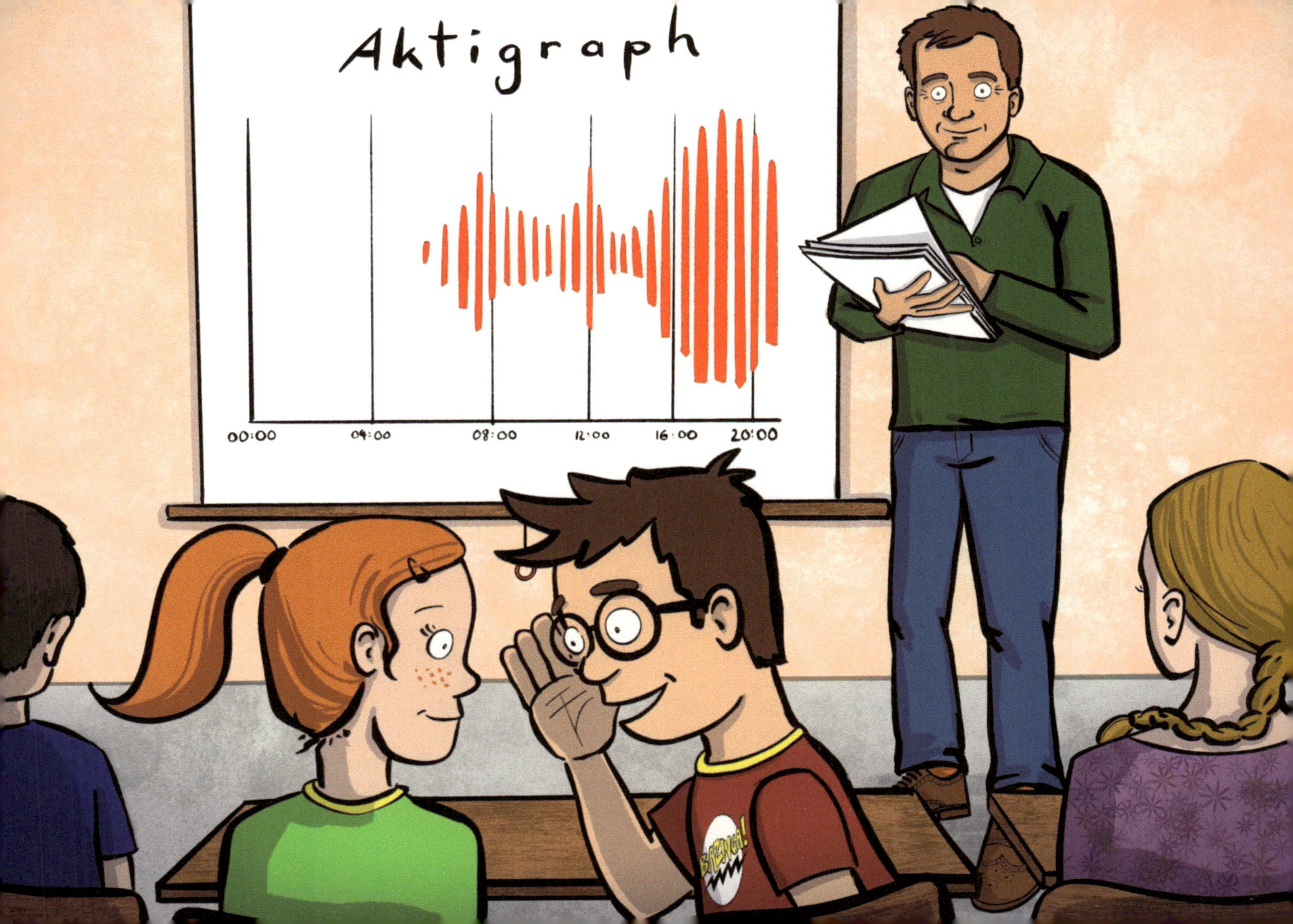

Aktigraph
00:00
04:00
08:00
12:00
16:00
20:00
BAZINGA!

Nachmittags treffen sich Juli und Tommy, um an ihrem Schlafprojekt weiterzuarbeiten. Im Unterschied zum Mathetest findet Juli das Thema Schlaf richtig spannend und hat Spaß daran.
Zur Belohnung schauen sie sich abends bei Juli einen Film an, es ist schließlich Freitag und das Wochenende steht vor der Tür. Tommy sucht einen Horrorfilm aus und die beiden knabbern Chips dazu.
Juli erschrickt ganz oft, doch Tommy findet das lustig. Ganz besonders, wenn sich Juli die Hand vor die Augen hält und durch ihre Fingerschlitze auf den Fernseher starrt.
„Sollen wir ausschalten?", fragt Tommy mehrmals, doch Juli verneint.
Bald ist es Zeit, ins Bett zu gehen.
Tommy ist längst weg und Juli macht sich bettfertig. Sie steht am Fenster. Als sie die Jalousie runterlassen möchte, hält sie inne. War da nicht eine Bewegung im Schatten der Laterne zu sehen?
Juli bekommt einen Schrecken. Sie hat das komische Gefühl, beobachtet zu werden. Schnell lässt sie die Jalousie ganz runter und läuft zum Bett zurück. Sie zieht sich die Bettdecke über den Kopf, bis es ihr zu heiß wird. Dann schlägt sie die Decke wieder zurück und hört plötzlich ein eigenartiges Knacksen vor dem Fenster. Ihr Herz pocht wie verrückt, an Einschlafen ist nicht mehr zu denken.

Irgendwann schläft Juli dann doch ein. Mitten in der Nacht schreckt sie plötzlich hoch, weil sie im Traum von einem großen, schwarzen Panther durch den Wald verfolgt wurde.

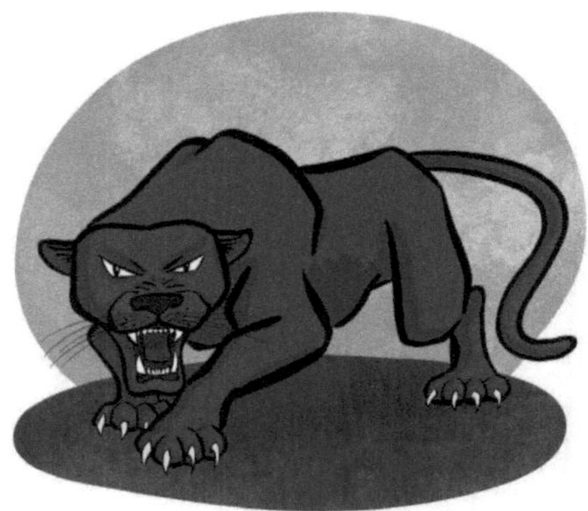

Erleichtert, dass alles nur ein Traum war, sinkt sie in ihr Kopfkissen zurück. Sie nimmt einen Schluck aus der Mineralwasserflasche auf ihrem Nachttisch.
Dann fällt ihr aus dem Schlafprojekt ein, dass sie ihren Traum beeinflussen und sich mit ungeahnten Kräften gegen den unheimlichen Verfolger wehren kann. Juli stellt sich vor, dass sie sich unsichtbar machen kann.
Dieser Gedanke beruhigt sie und sie merkt, wie sich ihr Atem schließlich normalisiert.

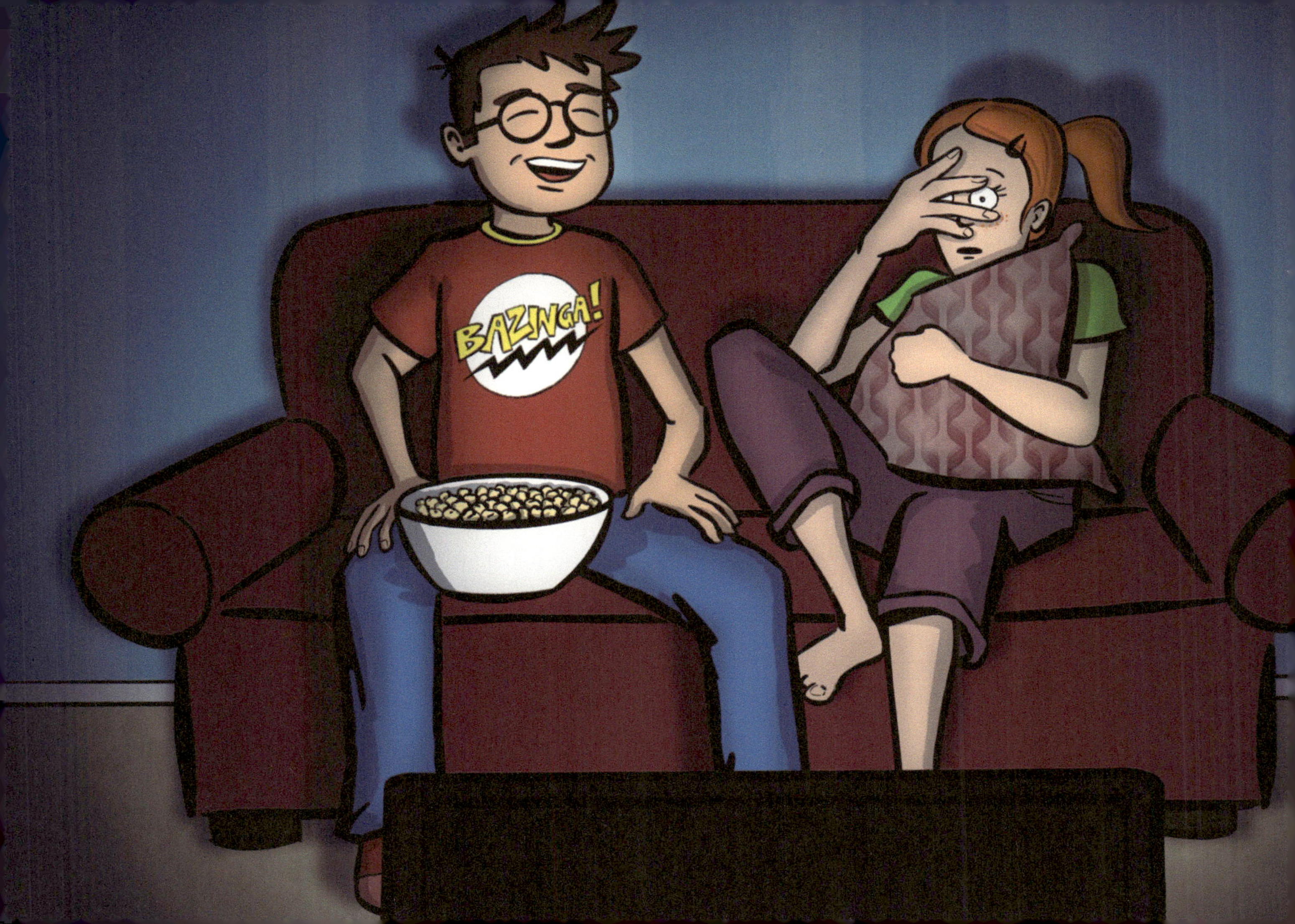
BAZINGA!

Es ist Samstag und Juli kann ausschlafen. Aber wie immer wird sie um 7 Uhr munter und schnappt sich gleich ihr Schlafprotokoll. Sie kreuzt an, dass sie nachts aufgewacht ist und schlecht geträumt hat.
Weil der Albtraum so schrecklich war, erinnert sie sich ziemlich genau daran, wie sie verfolgt wurde. Die Erinnerung daran löst bei Juli sofort wieder leichte Angst aus. Sie nimmt sich deshalb vor, eine Weile auf gruselige Filme zu verzichten.
Nach dem Frühstück greift sie zum Handy und öffnet die App des Aktigraphen. Neugierig schaut sie sich ihre Werte an. Sie macht einen Screenshot und schickt ihn Tommy mit dem Kommentar: „Schau mal, wie schlecht ich geschlafen habe!"
Ein entsetzter Smiley kommt zurück.
Als Nächstes schickt Tommy einen Link und die Frage: „Gehen wir dorthin?"
Juli öffnet den Link und erfährt, dass es im naturwissenschaftlichen Museum gerade eine Ausstellung über Schlaf und Gehirn gibt.
Tommy und Juli verbringen den ganzen Nachmittag im Museum. Vor dem Gehen zieht Tommy eine Cola und einen Schokoriegel aus dem Automaten.
„Schon vergessen, was wir vorher zum Thema `Iss dich fit` gelesen haben? Cola, Energy Drinks und andere koffeinhaltige Getränke beeinflussen unser Gehirn ungünstig", sagt Juli grinsend und deutet auf Tommys Cola.
„Ja, aber ich tu auch Gutes für mein Gehirn. Ich gehe mit Benny Gassi, und wenn es morgens knapp wird, renne ich sogar zum Bus."
Augenrollend erwidert Juli: „Das ist zu wenig! Empfohlen wird täglich eine Stunde Bewegung. Nur so wird das Gehirn gut durchblutet. Ich gehe zweimal die Woche Klettern und fahre täglich mit dem Rad in die Schule."
Tommy weiß, dass er zu wenig Sport macht. Er wechselt deshalb schnell das Thema.
„Neu war für mich, dass man auch alle Standby-Lichter wie die vom Tablet, Handy oder Fernseher vor dem Einschlafen ausschalten sollte, weil sie den Schlaf stören."
Juli war das bisher auch nicht wirklich bewusst und sie ergänzt: „Ich habe gelesen, dass man das Handy selbst im Flugmodus nicht neben den Kopf und vor allem nicht auf den Nachttisch legen sollte wegen der Strahlung."
„Jetzt verstehe ich, warum mein Vater immer kontrolliert, ob mein Smartphone nachts auf der Kommode parkt", meint Tommy.

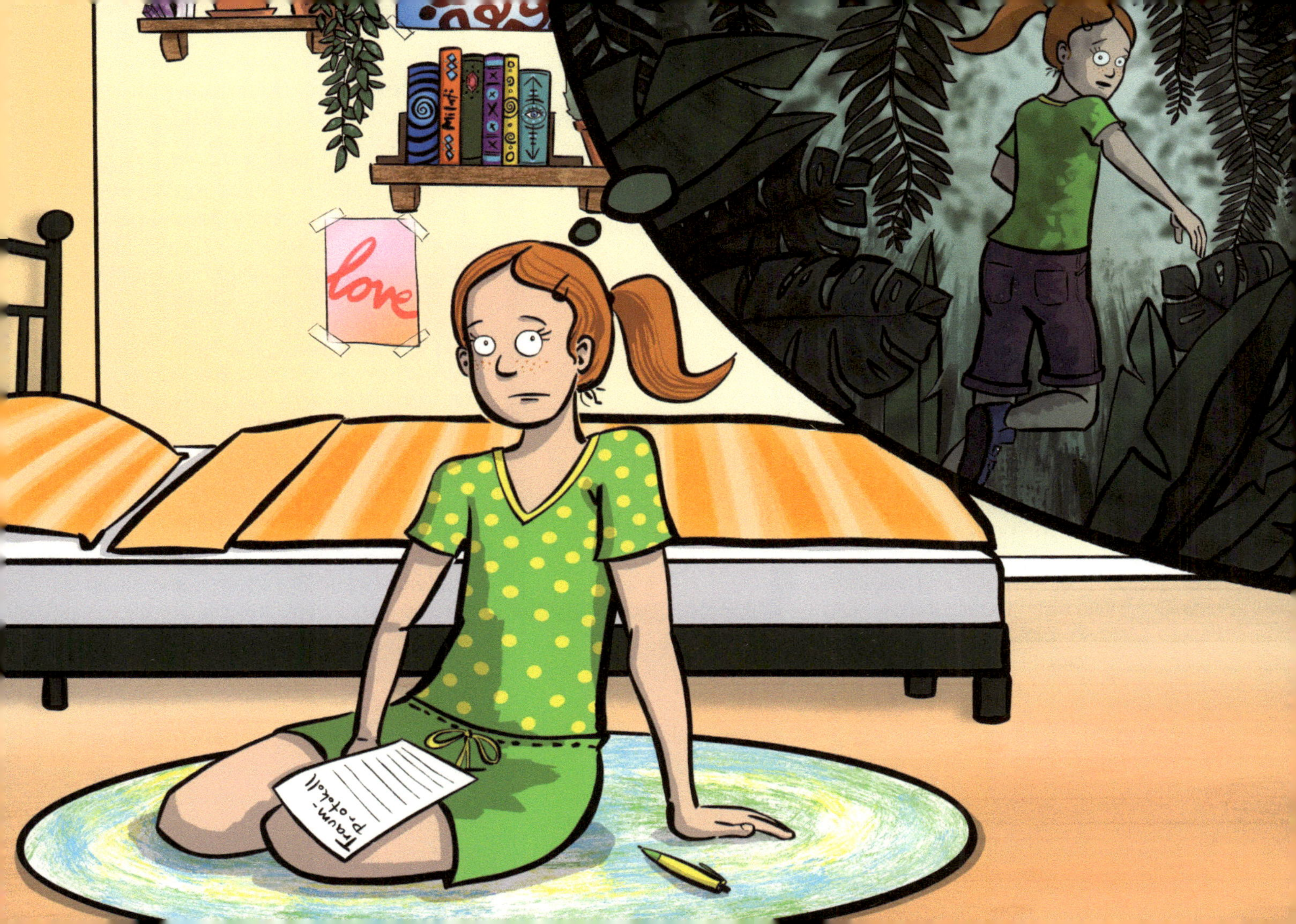
love
Traum-
protokoll

Tommy ist froh, dass er diesen Sonntag ausschlafen kann. Seine Woche mit der Vorausscheidung für die Mathe-Olympiade war extrem intensiv. Er macht es sich im Bett gemütlich und schläft bald ein.
In der Früh reißt ihn ein lautes Klirren aus dem Schlaf. Völlig verpeilt öffnet er die Zimmertür und schaut, was passiert ist.
„Tut mir leid, ich wollte dich nicht aufwecken", bedauert seine Mutter, die gerade in der Küche die Scherben beseitigt.
Zurück im Zimmer zieht sich Tommy das Kissen über den Kopf und versucht, weiterzuschlafen. Doch der Staubsaugerlärm macht es unmöglich.
Genervt setzt er sich auf und beginnt, das Schlafprotokoll auszufüllen. Die Frage „Wann bist du heute in der Früh aufgewacht?" beantwortet er mit „9:30 Uhr" und bei „Fühlst du dich heute Morgen frisch und munter?" kreuzt er frustriert „Nein" an.
Dann geht er online und stellt entsetzt fest, dass er 71 Nachrichten bekommen hat. Er beginnt sie zu lesen.

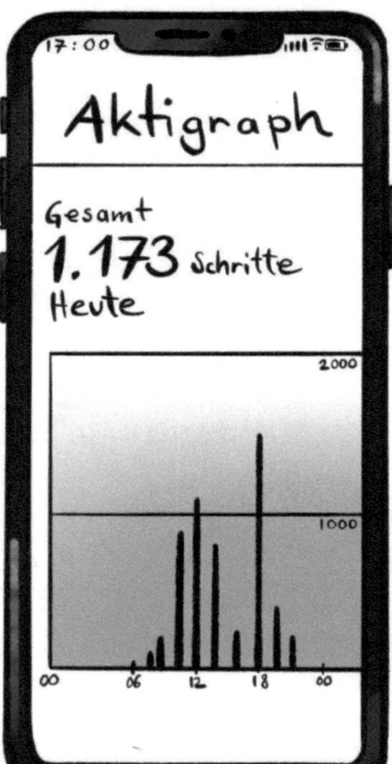

Nach ein paar Minuten schmerzt sein Daumen vom Scrollen.
„Wenn ich das alles lese, ist der Vormittag vorbei. Gebt mir Bescheid, wenn es wirklich um etwas Wichtiges geht", schreibt Tommy genervt in die Gruppe.
Nachmittags macht er mit seiner Familie einen Waldspaziergang. Zwischendurch schnappt er sich Benny und tobt ausgiebig mit ihm zwischen den Bäumen hin und her. Er möchte nämlich wissen, ob der Aktigraph funktioniert.
Später schickt er Juli seinen Aktigraphen-Screenshot. Von Juli kommt ein „Daumen hoch". Außerdem schickt sie Tommy ihren eigenen Screenshot mit der Bemerkung „Ich war heute Bouldern" und einem grinsenden Smiley zurück.

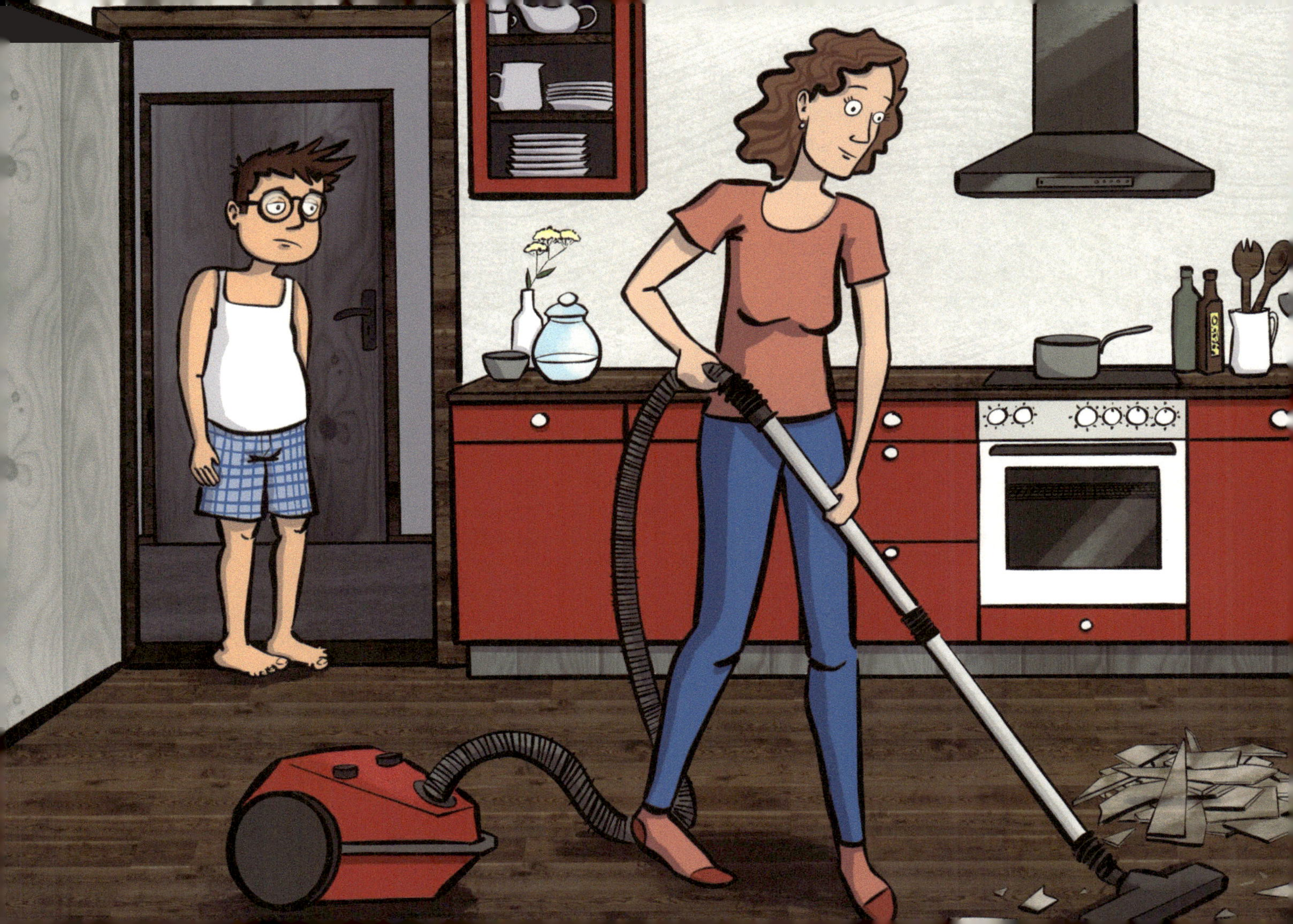

Am Montag macht die Klasse einen Ausflug ins Schlaflabor der örtlichen Universität. Den Schülerinnen und Schülern wird erklärt, wie der Schlaf gemessen wird.
Juli meldet sich als Versuchsperson. Laborassistentin Sonja bringt kleine Sensoren am Kopf, um die Augen und am Kinn von Juli an. Dann darf sich Juli ins Bett legen und schließt die Augen, um sich besser entspannen zu können. Alle anderen können Julis verschiedene Körperaktivitäten am Bildschirm beobachten.

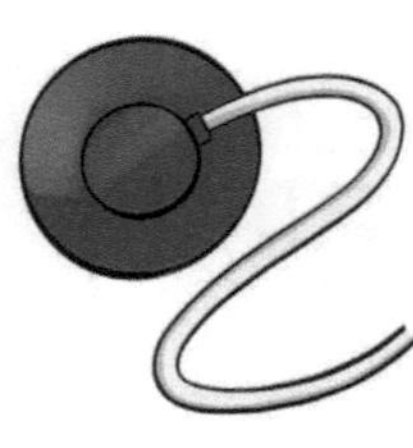

Die Sensoren am Kopf messen die Aktivität von Julis Gehirn, die Sensoren um Julis Augen zeichnen ihre Augenbewegungen auf und die zwei Sensoren am Kinn ihre Muskelaktivität.
Sonja erklärt, welche Schlafstadien es gibt. Sie erzählt, dass die Gehirnaktivität mit zunehmender Schlaftiefe immer langsamer und stärker wird und dass das Gehirn auch im Schlaf immer aktiv bleibt.
„Der Schlaf verläuft in Zyklen, in denen sich die einzelnen Schlafstadien abwechseln", sagt Sonja. „Im Durchschnitt dauert ein Zyklus 90 Minuten. Jugendliche in eurem Alter haben etwa vier bis fünf Zyklen pro Nacht."

Sie deutet auf eine Grafik: „Vor allem die erste Nachthälfte ist sehr wichtig, weil dort der meiste Tiefschlaf stattfindet. Tiefschlaf ist insbesondere für die Erholung notwendig. Habt ihr gewusst, dass im Tiefschlaf das sogenannte Wachstumshormon ausgeschüttet wird?", fragt sie in die Runde.
Alle schütteln den Kopf.
„Ach, darum sagt mein Vater immer, dass wenn ich nicht schlafe, ich nicht ordentlich wachse!", fällt Tommy ein.
Sonja erklärt als Nächstes, dass das Gehirn im Schlaf neu gelernte Informationen abspeichern kann.
„Deshalb ist der Schlaf für unser Gedächtnis sehr wichtig", fasst sie zusammen.
„Kann man im Schlaf eigentlich auch neu gelernte Bewegungen trainieren? Unsere Kletterlehrerin hat davon erzählt?", fragt Juli neugierig.
„Vielleicht hat sie damit gemeint, dass es besondere Träume gibt", sagt Sonja. „Diese Träume werden ‚luzide Träume' genannt. Dabei ist man sich bewusst, dass man träumt, und man kann seine Träume gezielt steuern."
„Cool!", ruft Tommy.
„Das müssen wir unbedingt mal ausprobieren, Tommy!", stupst Juli Tommy an.

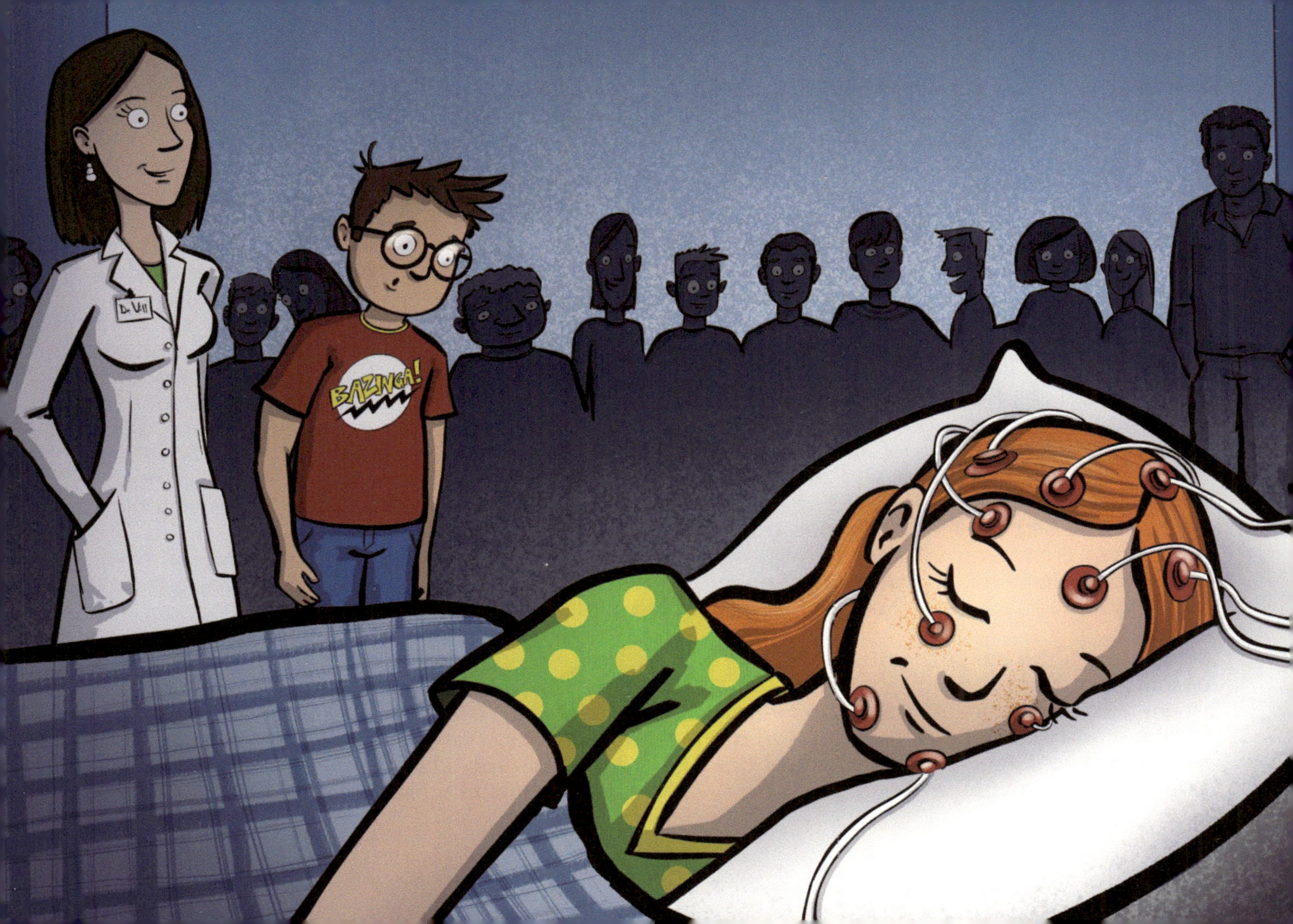
BAZINGA!

Im Anschluss an den Besuch im Schlaflabor radelt Juli zum Klettertraining. Erst kurz vor acht ist sie wieder daheim. Sie duscht sich, setzt sich zu ihrer Mutter in die Küche und isst noch zu Abend. Immer wieder greift sie zu ihrem Handy und arbeitet ihre Nachrichten ab. Nebenbei verteilt sie Likes und Smileys.
Julis Mutter findet das nicht so toll. Sie würde sich lieber mit Juli unterhalten.
„Juli, jetzt leg doch mal dein Smartphone weg, nie kann man in Ruhe mit dir reden!", meint sie genervt.
„Eigentlich hat sie ja recht", denkt Juli. Die beiden reden über den kommenden Urlaub, bevor eine neue Nachricht schon wieder Julis Aufmerksamkeit auf sich zieht. Manchmal sind die vielen hereinkommenden Nachrichten für Juli zu viel. Doch sie ist zu neugierig, um ihr Smartphone auch mal wegzulegen. Schließlich will sie nichts verpassen.
„Oh, schon halb neun! Und du wolltest noch die Hausaufgaben in Englisch erledigen", stellt Julis Mutter fest.
„Stimmt, die hätte ich jetzt glatt vergessen", gibt Juli schuldbewusst zu.
Erst um halb zehn liegt Juli im Bett. Sie merkt, dass sie zwar müde ist, aber gleichzeitig viel zu aufgewühlt zum Einschlafen. Außerdem scheint das Laternenlicht in ihr Zimmer.
Widerwillig steht sie auf, geht zum Fenster und lässt die Jalousie runter. Zurück im Bett dreht sie sich von einer zur anderen Seite.

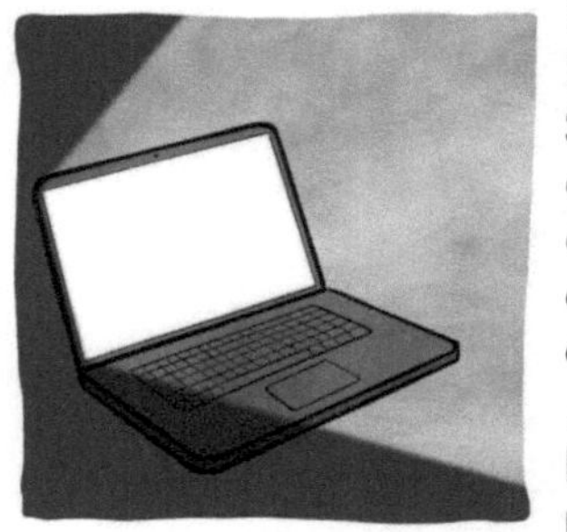

Dann sieht sie das Standby-Licht vom Laptop und der Steckerleiste. Sie steht wieder auf, schaltet die Steckerleiste aus und klappt den Laptop zu. Nun ist es dunkel genug.
„Das Schlaflabor war cool. Doch nach dem Klettertraining ist immer alles so stressig und es fällt mir voll schwer, einzuschlafen", grübelt Juli. Sie erinnert sich, dass sie in einem Sportartikel gelesen hat, dass man kurz vor dem Zubettgehen keinen Sport betreiben soll, weil das Einschlafen sonst schwerer fällt.
Juli überlegt, ob sie noch in diesem Monat ihr Klettertraining auf den Nachmittag verlegen kann. Zum Glück fällt ihr eine Atemübung aus dem Klettertraining ein. Diese macht sie vor und nach Wettkämpfen, wenn sie aufgewühlt ist. Juli legt ihre Hände auf den Bauch und atmet tief ein und aus. Dabei soll sie länger ausatmen als einatmen und beobachten, wie sich ihr Herzschlag verlangsamt. Juli probiert es. Nach und nach wird sie ruhiger und schläft schließlich ein.

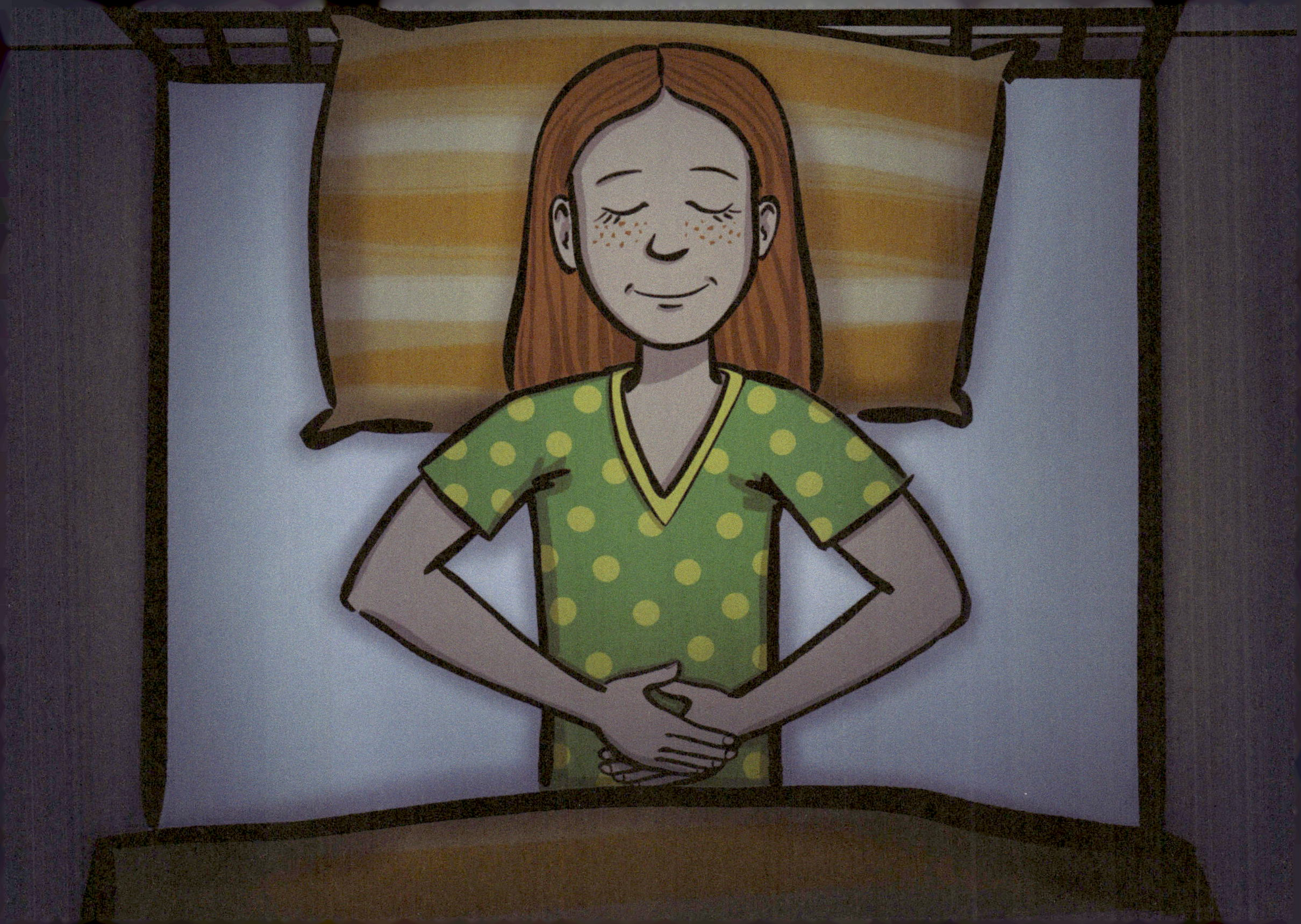

Nach der spannenden Projektwoche „Schlaf und Gehirn" gelingt es Juli und Tommy viel häufiger, das Gelernte umzusetzen und ihre Schlafprobleme selbst zu lösen.
So auch heute. Tommy lässt sich morgens nun von seinem MP3-Player mit seiner Lieblingsmusik wecken. So kommt er leichter aus dem Bett. Dann geht er zum Fenster, zieht die Jalousie hoch und schnappt frische Luft.
Neuerdings geht er viel mehr zu Fuß und achtet gewissenhaft darauf, dass er alle Schulaufgaben bis spätestens 19:30 Uhr erledigt hat. Außerdem hat er sowohl am Handy als auch am Tablet den automatischen Nachtmodus aktiviert, der sich immer zwei Stunden vor seiner Bettgehzeit einschaltet. Der Nachtmodus reduziert das grelle Licht und unterstützt dadurch die Ausschüttung des speziellen Hormons Melatonin, sodass Tommy besser einschlafen kann.
Außerdem lüftet Tommy täglich sein Zimmer durch und legt jetzt jeden Abend das ausgeschaltete Handy zuverlässig auf die Kommode im Flur und sein Vater kontrolliert das.
Nach einer Runde Kuscheln mit Benny, der neben seinem Bett im Korb schläft, schnappt Tommy sich seinen Fantasy-Roman. Seit Kurzem hat er diesen gegen das Serienschauen am Smartphone in sein persönliches tägliches Einschlafritual eingebaut. Das hilft ihm auch in der Schule, denn wenn er einmal im Monat ein Buch liest und kurz zusammenfasst, gibt das Pluspunkte in Deutsch.
Der Wecker läutet. Juli fühlt sich frisch und munter. Sie fährt weiterhin täglich mit dem Rad zur Schule. Die dem Wetterbericht entsprechende Kleidung legt sie abends auf den Stuhl, damit sie morgens keinen Stress hat.
Vor dem Schlafengehen macht sie jetzt täglich im Rahmen ihres Einschlafrituals Yoga und hört dabei ihre Lieblings-Entspannungsmusik, die sie sich zusammengestellt hat. Untertags hat sie sogar angefangen, Tommy ein paar Gitarrengriffe beizubringen. Und rate mal, wer am liebsten singt, wenn Tommy Gitarre spielt.

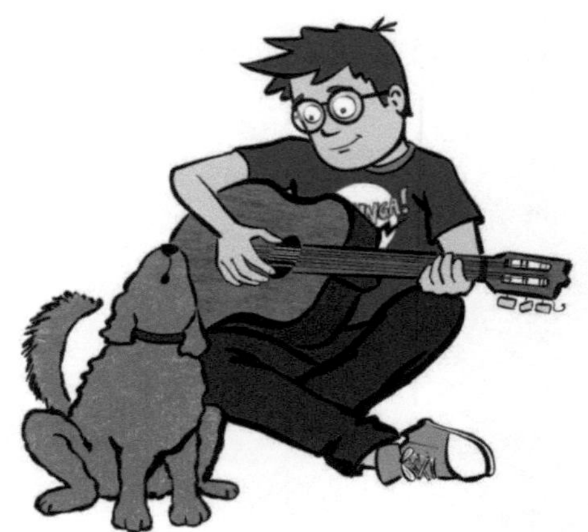

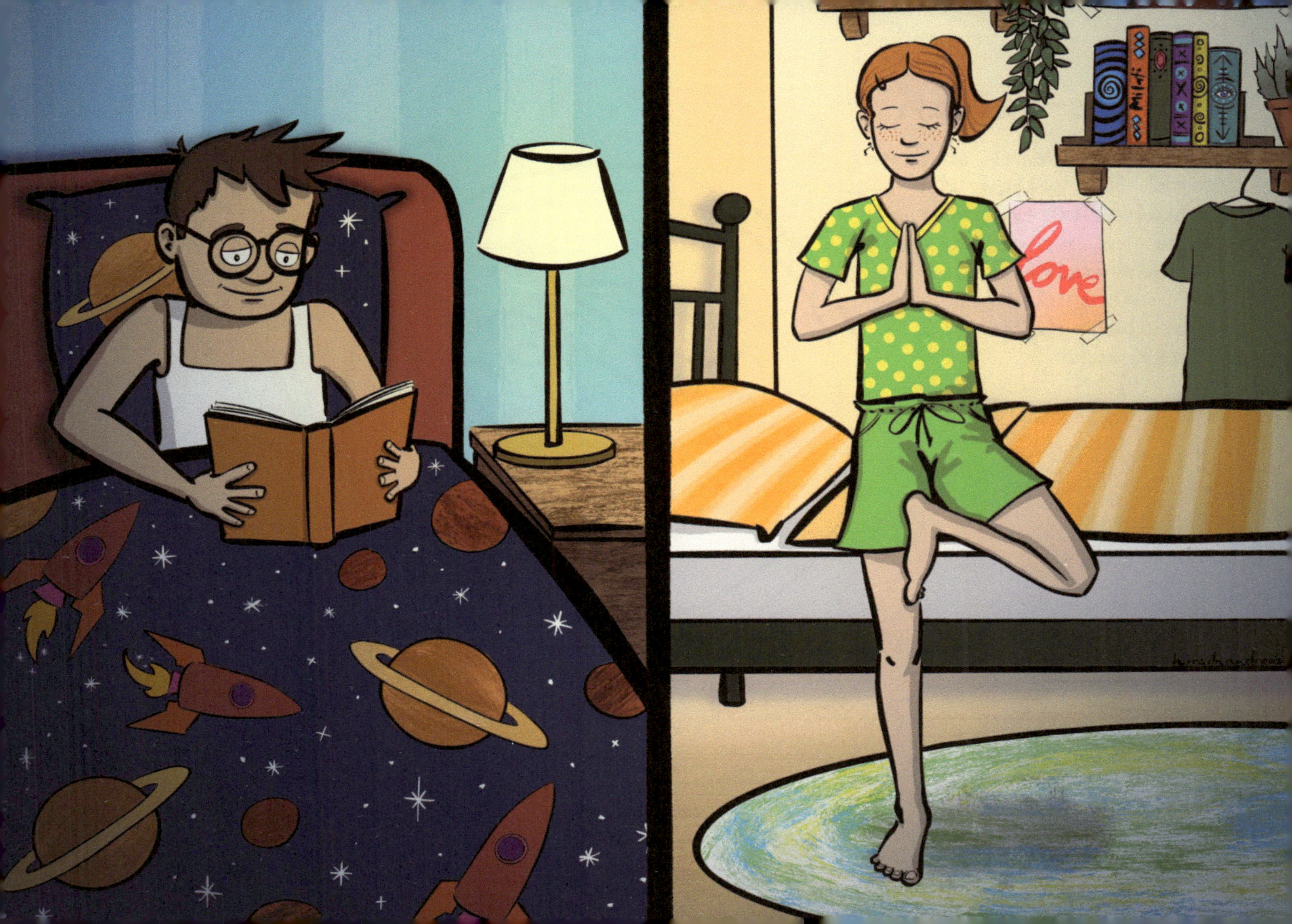
love

Bonus-Seiten

Die Bonus-Seiten sind nur für dich! Sie helfen dir, dein Schlafverhalten unter die Lupe zu nehmen und zu verbessern. Kreuze an und/oder schreibe deine Ideen auf.

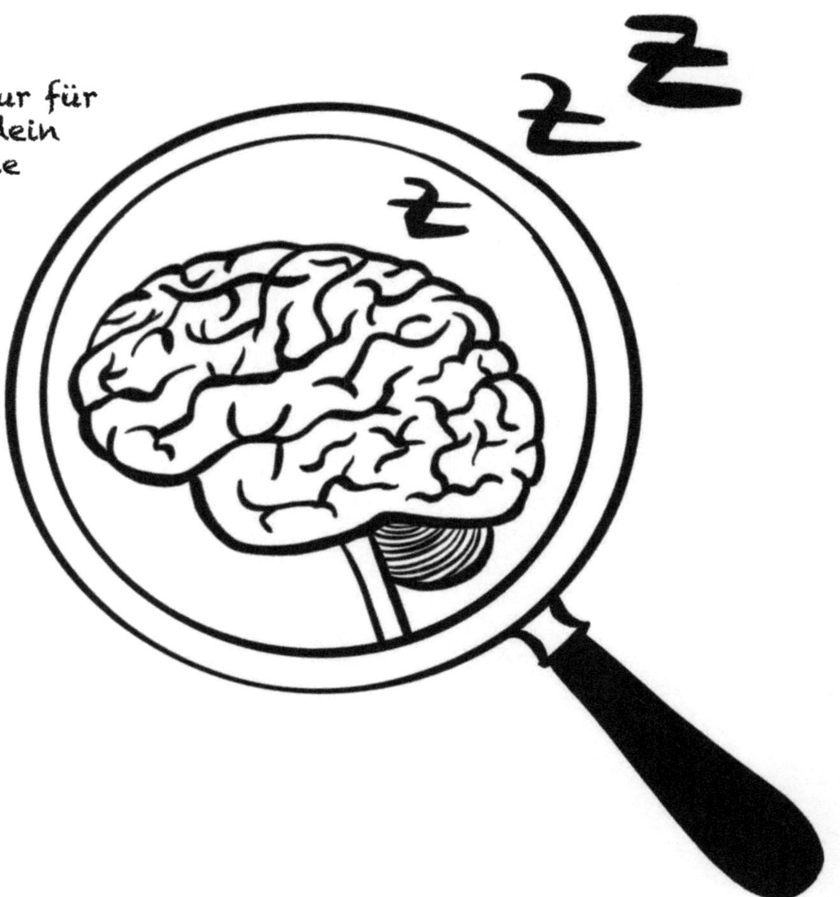

Was hast du mit Juli und Tommy gemeinsam? Markiere die entsprechenden Gedankenblasen.

lange aufbleiben
starke Gefühle vor dem Einschlafen
Albtraum
Handy im Zimmer
Getränke
Tablet im Zimmer
Licht
Grübeln
Lärm
Laptop im Zimmer
BAZINGA!

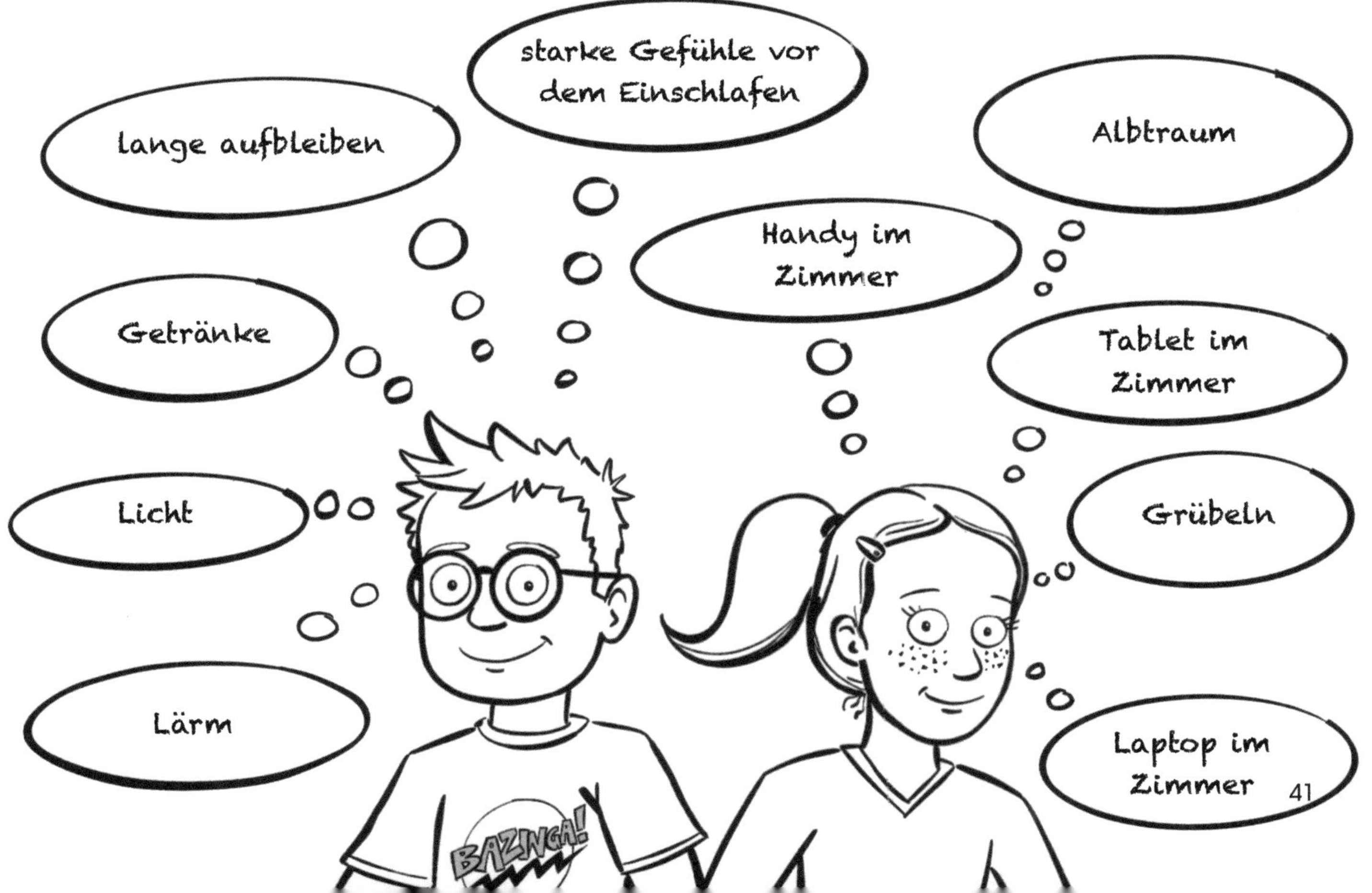

Ein entspannter, tiefer Schlaf macht dein Leben besser, weil du dich ausgeruht und fit fühlst für alles, was der Tag so bringt. Außerdem hilft dir ein guter Schlaf, dich zu erholen, zu wachsen, gesund zu bleiben und neu gelerntes Wissen besser abzuspeichern. Was ist dir davon am wichtigsten? Kreuze an.

- ◯ sich ausgeruht fühlen
- ◯ sich erholen
- ◯ wachsen
- ◯ gesund bleiben
- ◯ Gelerntes besser merken

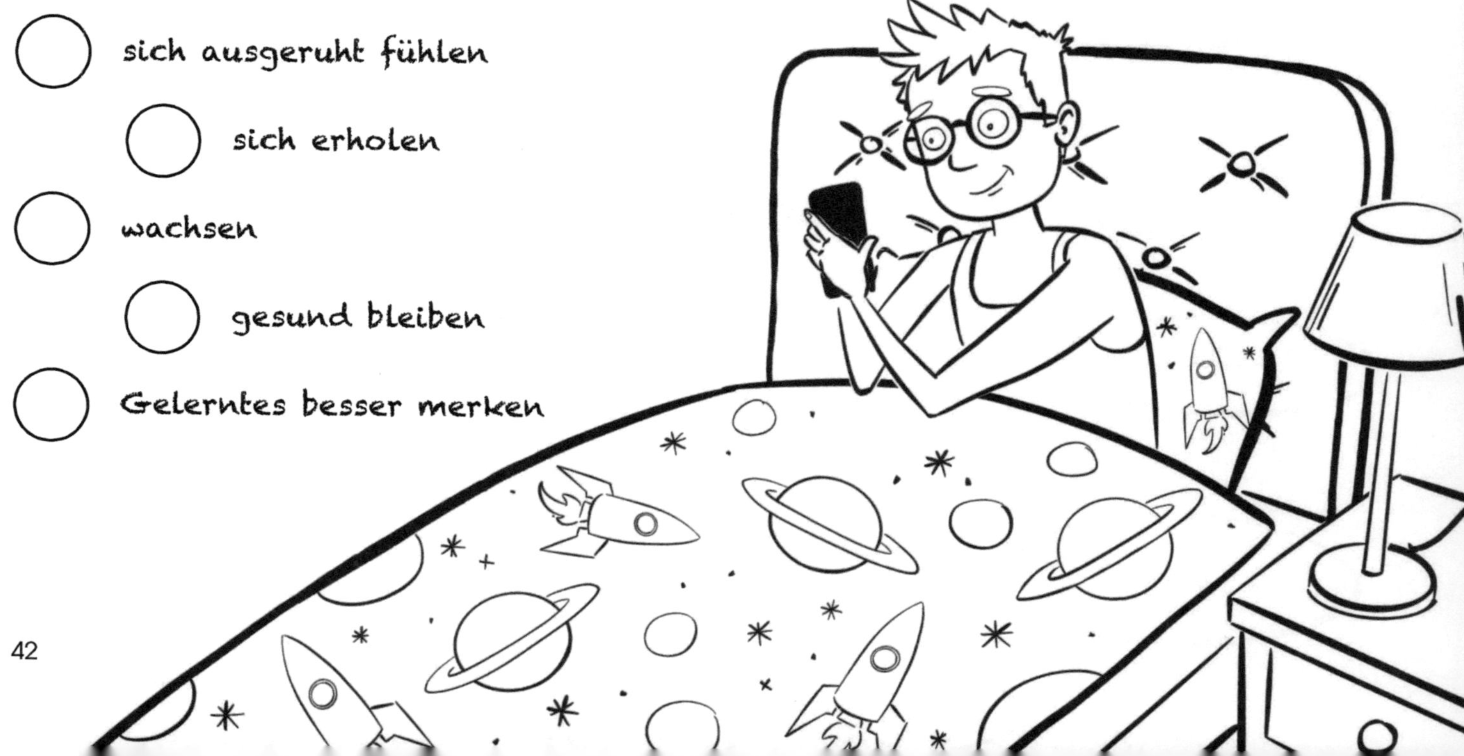

Wie viel Schlaf brauchst du, damit du fit und ausgeschlafen bist? Finde es heraus. Die ideale Schlafdauer verändert sich über das Lebensalter. Umkreise, wie alt du bist. Schreibe deine tatsächliche Schlafdauer in das leere Feld.

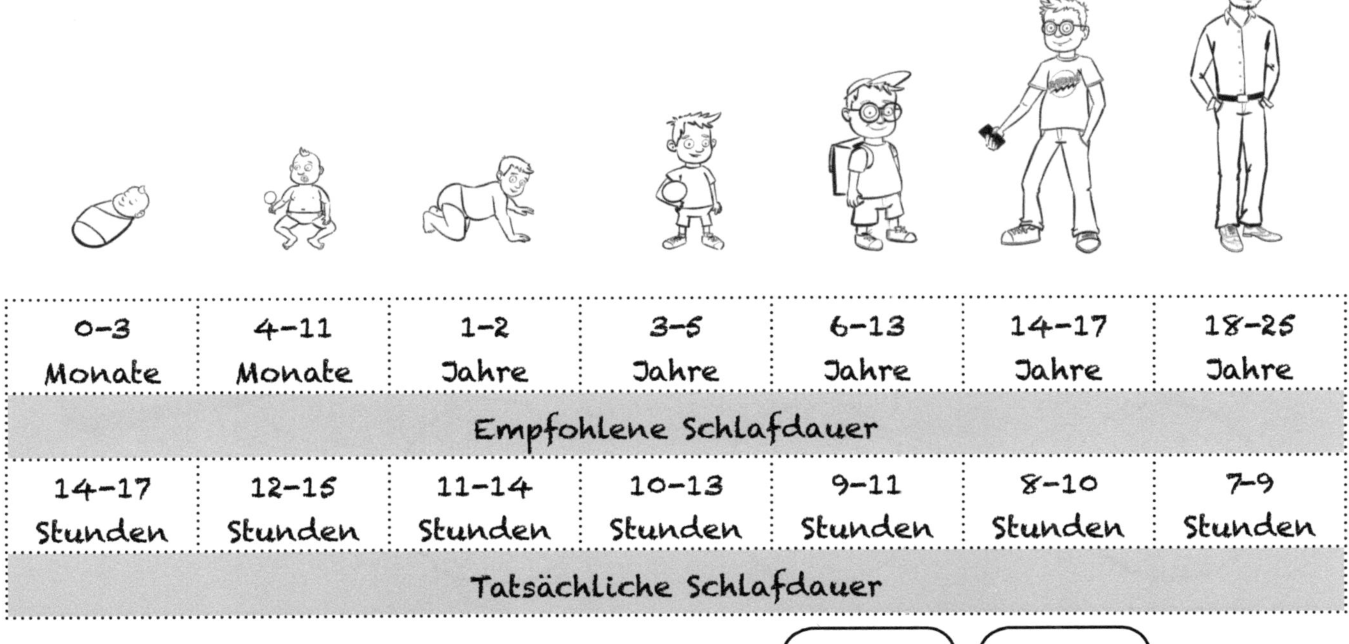

0–3 Monate	4–11 Monate	1–2 Jahre	3–5 Jahre	6–13 Jahre	14–17 Jahre	18–25 Jahre
Empfohlene Schlafdauer						
14–17 Stunden	12–15 Stunden	11–14 Stunden	10–13 Stunden	9–11 Stunden	8–10 Stunden	7–9 Stunden
Tatsächliche Schlafdauer						

Wie viele Stunden schläfst du an Schultagen? Markiere die entsprechenden Smileys.

< 7 Stunden

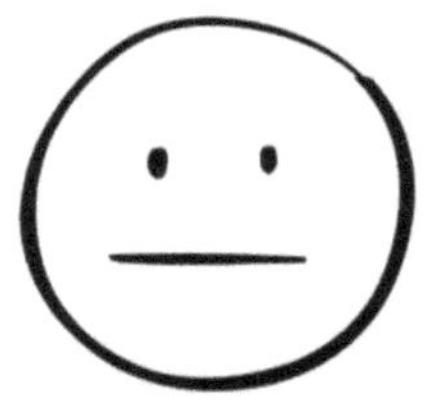

7–8 Stunden

8–9 Stunden
> 10 Stunden

Tommy
Tipp:
Für 12–14-Jährige sind 7–8 Stunden Schlaf zu wenig.

Wie viele Stunden schläfst du, wenn du frei hast?

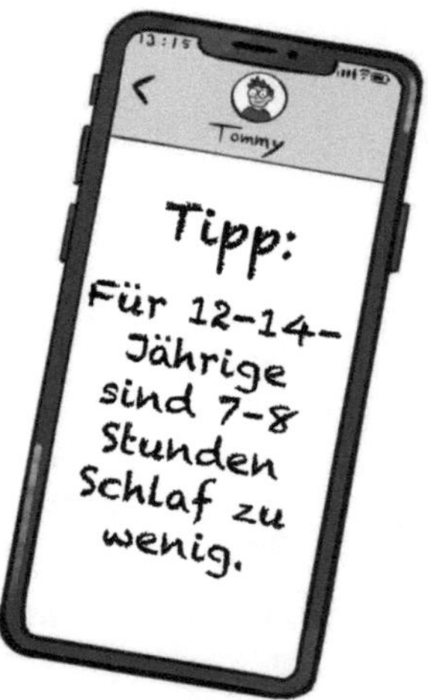

< 7 Stunden

7–8 Stunden

8–9 Stunden
> 10 Stunden

Der Schlaf verläuft in Zyklen. Ein Zyklus dauert 90-120 Minuten. Jugendliche durchlaufen etwa 4 bis 5 Zyklen pro Nacht. Der Tiefschlaf findet hauptsächlich in der ersten Nachthälfte statt und sorgt dafür, dass du am nächsten Tag erholt bist. Die Schlafstadien und Schlafzyklen können in einem sogenannten Hypnogramm dargestellt werden.

1. Markiere den Tiefschlaf und den REM-Schlaf im Hypnogramm.
2. Zähle die Zyklen im Hypnogramm. Antwort: Es sind ______ Zyklen.

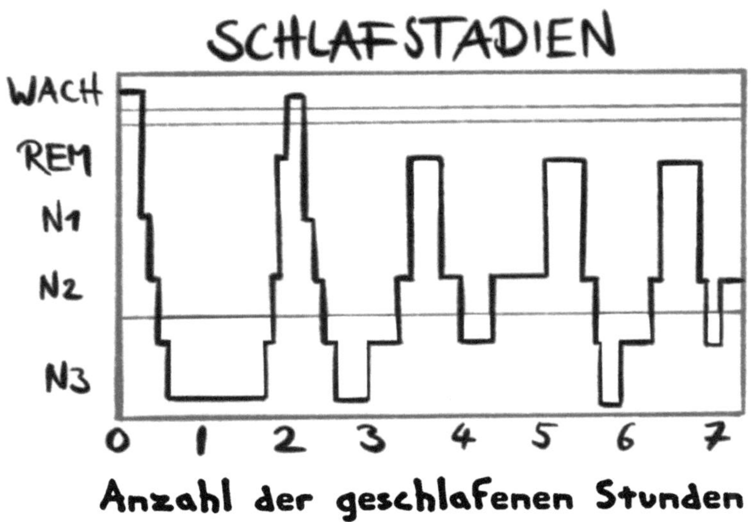

Schlaf-Fragebogen

Die Fragen dieses Fragebogens beziehen sich auf die letzten vier Wochen.

Meine üblichen Schlafzeiten sind
an Schultagen von ______ Uhr bis ______ Uhr.
an freien Tagen von ______ Uhr bis ______ Uhr.

Wie viele Minuten brauchst du zum Einschlafen?
1–20 min ❑ 20–40 min ❑ 40–60 min ❑
60–90 min ❑ > 90 min ❑

Wie viele Stunden schläfst du in der Nacht?
10 Std. oder mehr ❑ 8–9 Std. ❑
7–8 Std. ❑ < 7 Std. ❑

Wie oft treffen folgende Ereignisse zu?
Bitte beantworte mit:
① nie ② selten ③ manchmal
④ meistens ⑤ immer

Ich kann nicht einschlafen. ① ② ③ ④ ⑤

Ich kann nicht durchschlafen. ① ② ③ ④ ⑤

Ich wache zu früh auf. ① ② ③ ④ ⑤

Ich habe abends Sorgen beim Einschlafen (z.B. Stress im Freundeskreis, Sorgen wegen Familie oder Schule). ① ② ③ ④ ⑤

Ich habe abends Angst beim Einschlafen (z.B. vor Dunkelheit, vor Albträumen, vorm alleine Schlafen). ① ② ③ ④ ⑤

Ich habe Albträume. ① ② ③ ④ ⑤

Tagsüber fühle ich mich müde und schlapp; ich kann mich nur schwer konzentrieren. ① ② ③ ④ ⑤

Ich liege noch wach im Bett, obwohl meine Eltern denken, dass ich schon schlafe. ① ② ③ ④ ⑤

Tipp: Wenn du viele Fragen mit ⑤ „immer" oder ④ „meistens" beantwortet hast, dann lies dir die Bonus-Seiten besonders gut durch und sprich mit deinen Eltern oder anderen Vertrauenspersonen darüber. Überlegt dann gemeinsam, wo ihr ansetzen könnt, damit du besser ein- und durchschläfst.

Was bist du? Ein früher Vogel oder eine Nachteule? Kreuze an und ergänze.

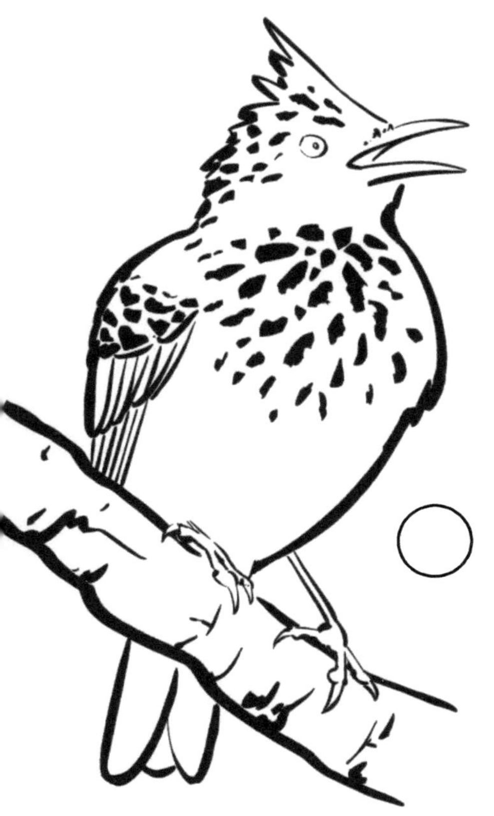

○ Ich bin ein früher Vogel, weil ...

○ Ich bin eine Nachteule, weil ...

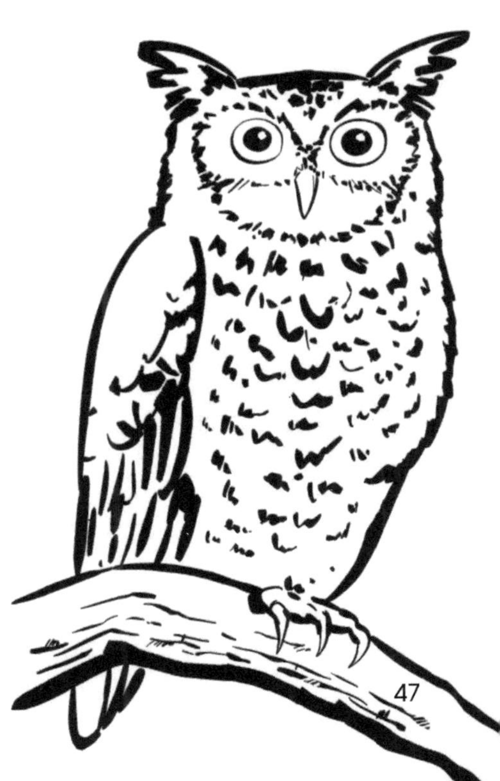

Wie wirst du morgens munter? Kreuze an. Du kannst auch ein neues Bild dazuzeichnen.

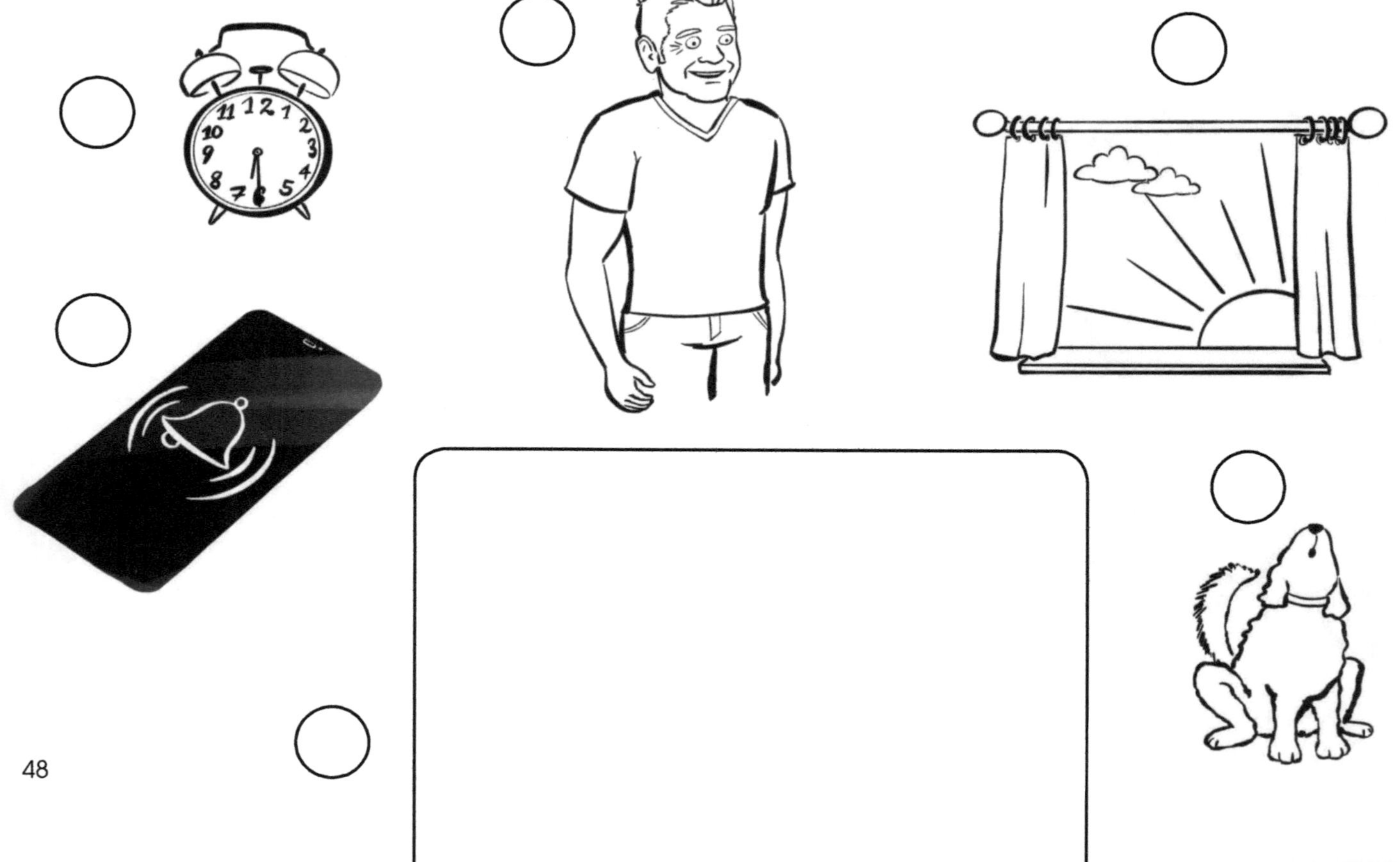

Wie munter bist du in der Früh? Zeichne es auf der Skala von 0 (gar nicht munter) bis 10 (total munter) ein.

0 — 10

gar nicht munter

total munter

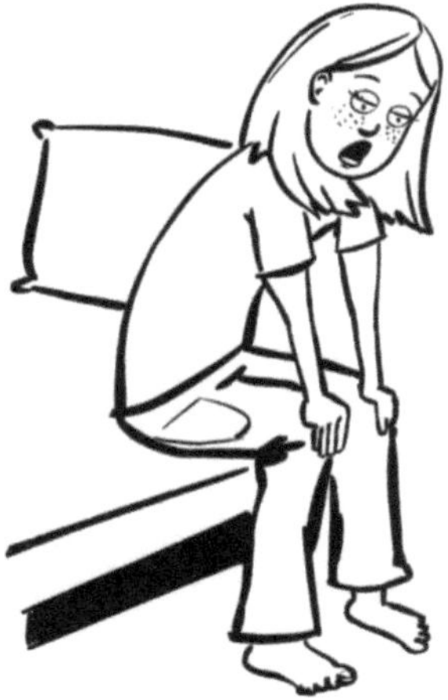

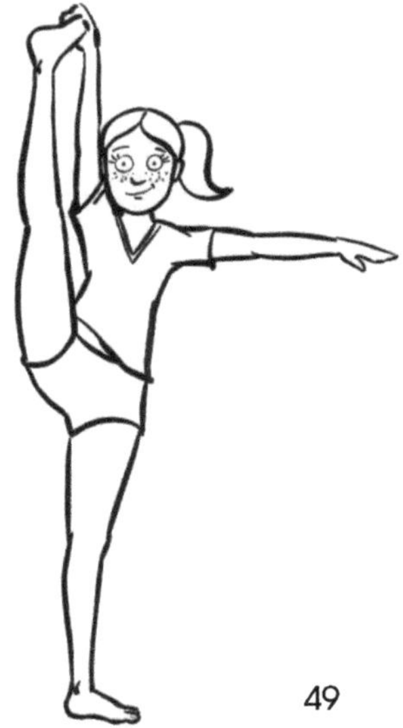

Wobei bewegst du dich? Kreuze an.

H Schulbus

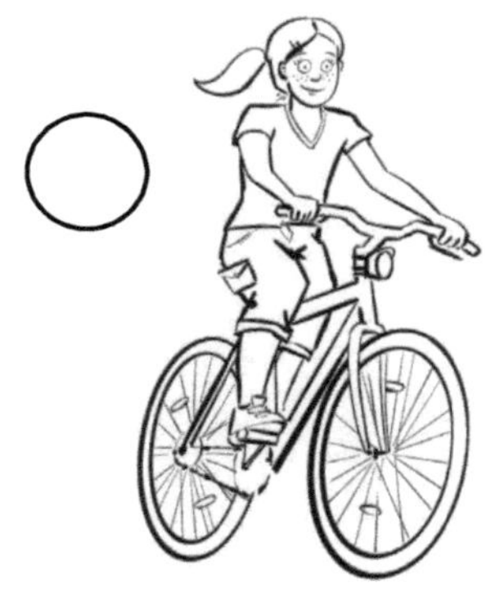

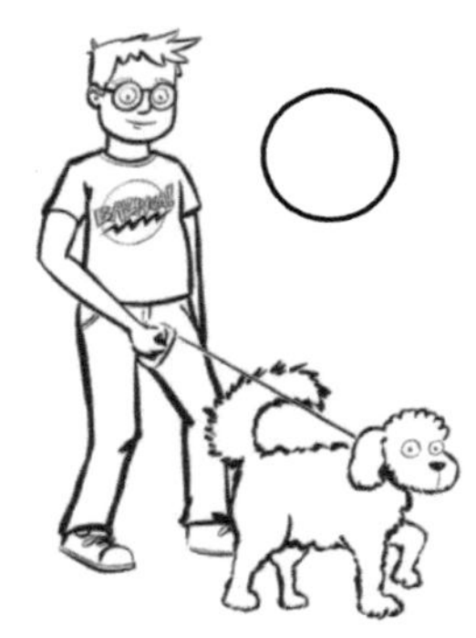

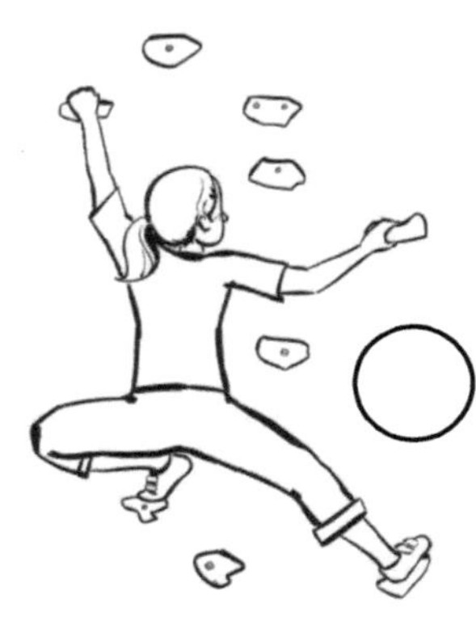

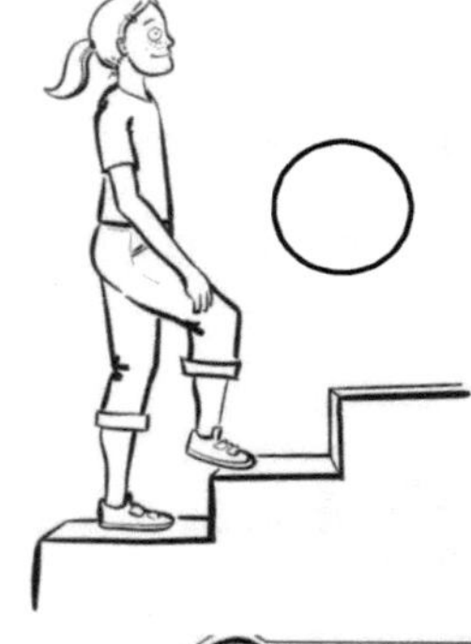

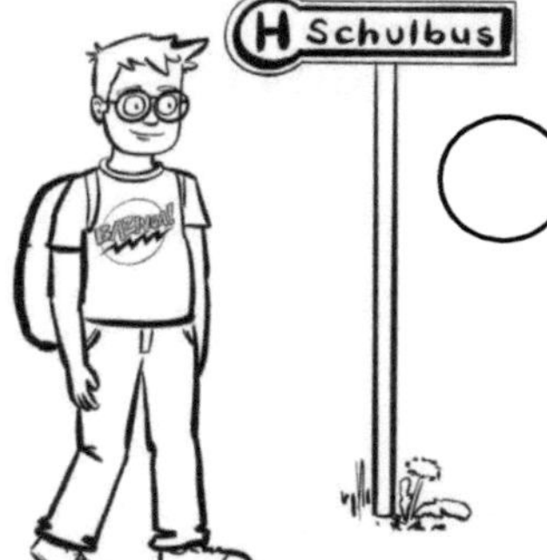

Wie viele Stunden pro Tag bewegst du dich? Kreuze an.

Tommy
Tipp:
Eine Stunde Bewegung pro Tag hilft dir schon, damit du besser einschläfst.

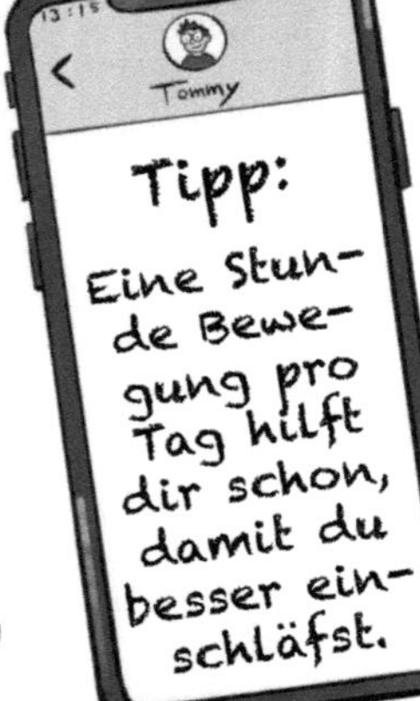

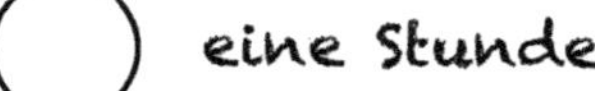

- eine halbe Stunde
- eine Stunde
- zwei Stunden
- drei Stunden
-

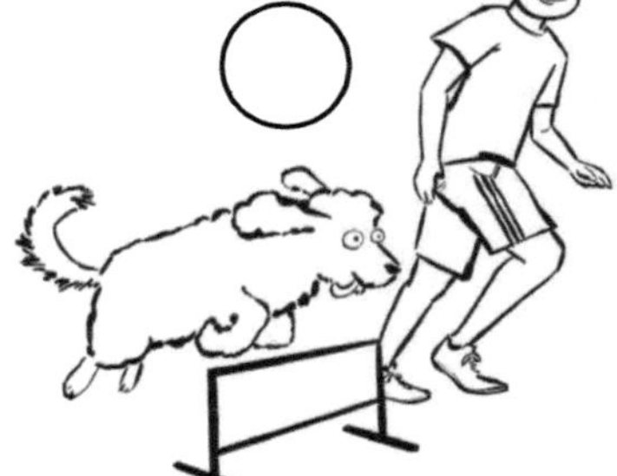

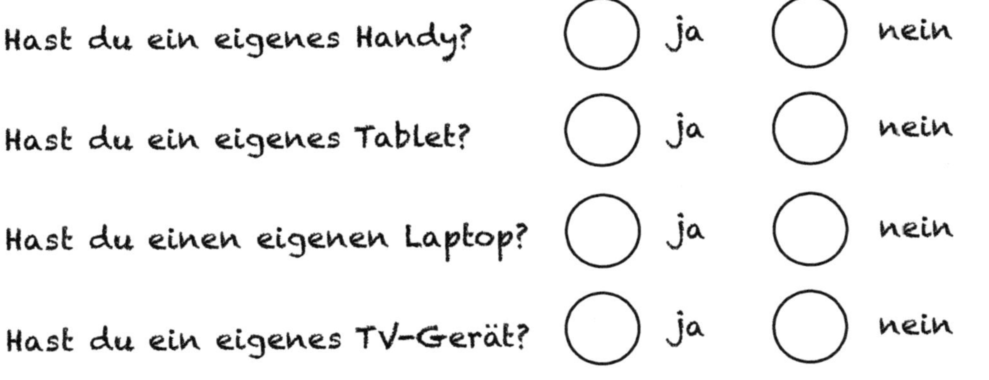

Hast du ein eigenes Handy? ◯ ja ◯ nein

Hast du ein eigenes Tablet? ◯ ja ◯ nein

Hast du einen eigenen Laptop? ◯ ja ◯ nein

Hast du ein eigenes TV-Gerät? ◯ ja ◯ nein

Tommy
Tipp:
Unter dem Menüpunkt „Einstellungen" kannst du dir deine Bildschirmzeiten anzeigen lassen.

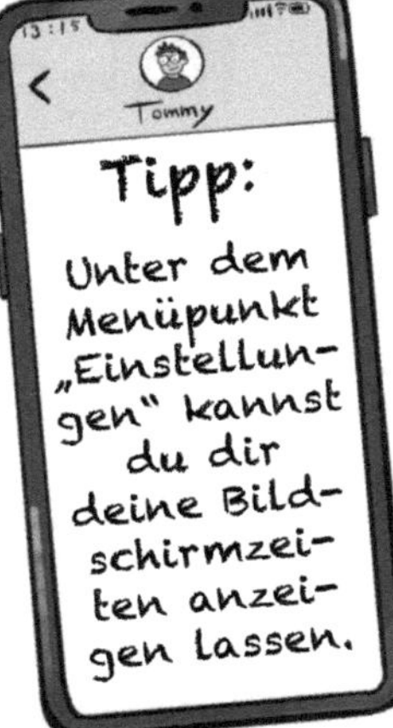

Wie viel Zeit verbringst du mit deinem Handy pro Tag?

An Schultagen:

Wenn du frei hast:

Tommy
Meine heutige Bildschirmzeit beträgt:

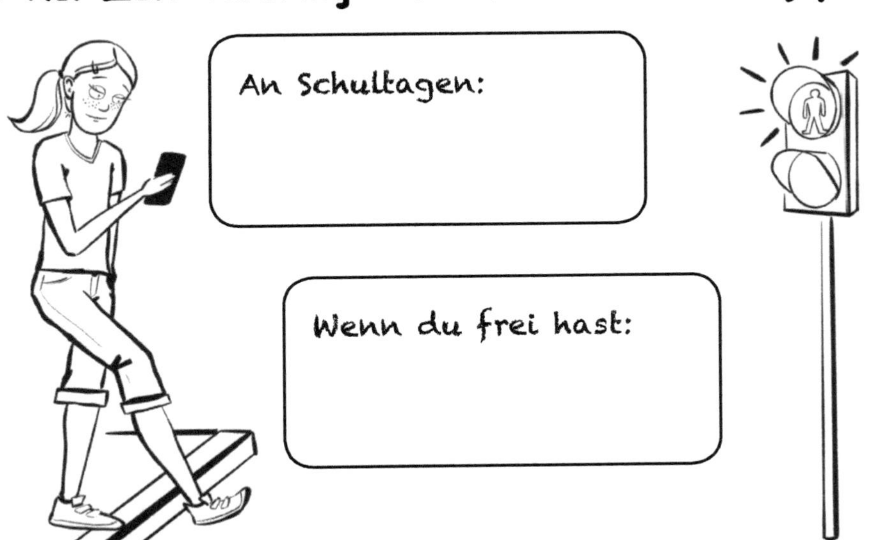

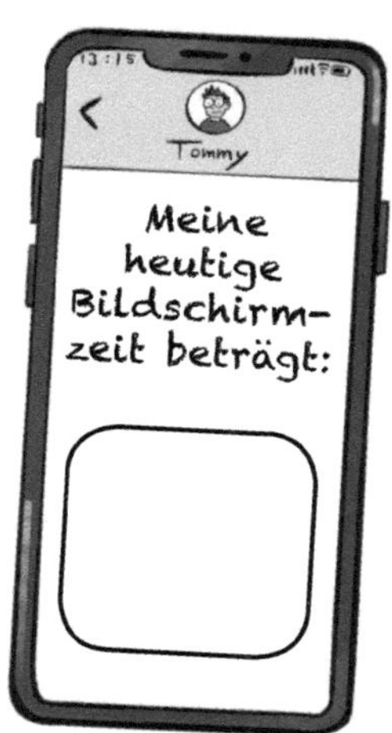

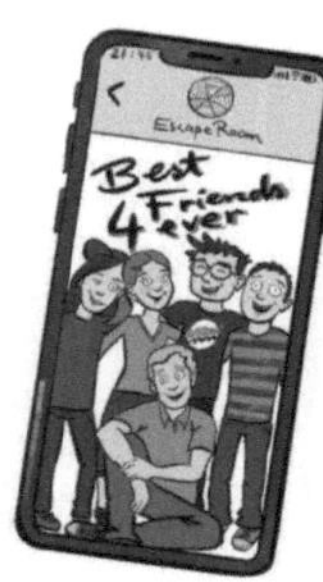

Handy-Fragebogen

Wie abhängig bist du von deinem Handy? Zeichne es ein.

0 ——————————————— 10

gar nicht vom Handy abhängig — total vom Handy abhängig

Wenn du dir nicht sicher bist, mach doch diesen Fragebogen. Hast du viele von diesen Aussagen mit **Ja** beantwortet, bist du sehr von deinem Handy abhängig. Das solltest du besser rasch ändern!

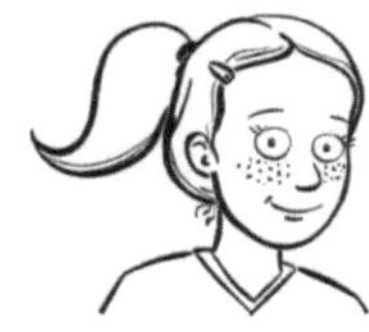

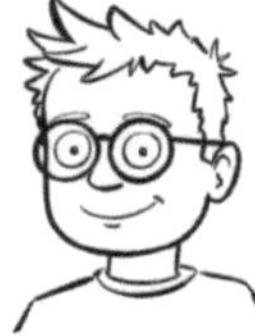

Immer wieder erledige ich geplante Dinge nicht, weil ich mich lieber mit meinem Smartphone beschäftige.

❑ Ja ❑ Nein

Immer wieder hält mich mein Handy davon ab, mich auf die Hausaufgaben oder auf den Schulunterricht zu konzentrieren.

❑ Ja ❑ Nein

Immer wieder schmerzt mein Handgelenk/mein Daumen/mein Nacken, wenn ich mein Handy lange benutze.
❑ Ja ❑ Nein

Die Vorstellung, ohne Handy auskommen zu müssen, ist fürchterlich.
❑ Ja ❑ Nein

Mein Handy muss ich immer bei mir haben, sonst fühle ich mich unwohl.
❑ Ja ❑ Nein

Tagsüber denke ich viel an mein Handy, auch wenn ich es gerade nicht benutze.
❑ Ja ❑ Nein

Ich möchte auf mein Handy nicht verzichten, auch wenn ich dadurch Probleme mit Eltern und/oder Lehrer bekommen würde.
❑ Ja ❑ Nein

Immer wieder kontrolliere ich mein Handy, damit ich keine Nachrichten/Neuigkeiten verpasse.
❑ Ja ❑ Nein

Immer wieder verbringe ich mehr Zeit mit meinem Handy, als ich vorgehabt hätte.
❑ Ja ❑ Nein

Meine Familie und Freunde denken, dass ich zu viel Zeit mit meinem Handy verbringe.
❑ Ja ❑ Nein

Gibt es Zeiten, in denen du das Handy nicht verwendest?
❑ Ja ❑ Nein

Wenn ja, was machst du in dieser Zeit? Kreuze an:
❑ Schlafen
❑ Freunde treffen
❑ Sport
❑ Lesen
❑ Schulunterricht
❑ Schulaufgaben
❑ Essen mit der Familie

Sonstiges, nämlich:

Hast du immer wieder Streit mit deinen Eltern wegen des Handys?

○ Ja ○ Nein

Wenn ja, worüber streitet ihr? Kreuze an. In das leere Feld kannst du weitere Gründe schreiben.

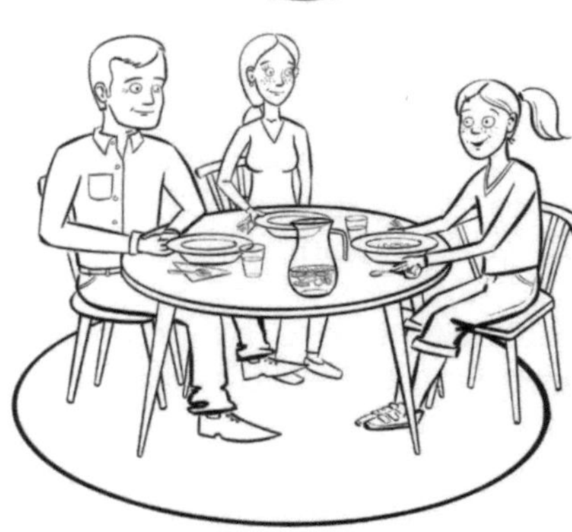

Wir streiten darüber, dass ich ...

○ das Handy zu häufig benutze.

○ zu viel im Internet mit dem Handy bin.

○ zu viele Spiele am Handy spiele.

○ zu viel mit meinen Freunden schreibe.

○ auch beim Essen immer wieder aufs Handy schaue.

○ das Handy abends nicht abgeben will.

○ das Handy nachts in mein Zimmer schmuggle.

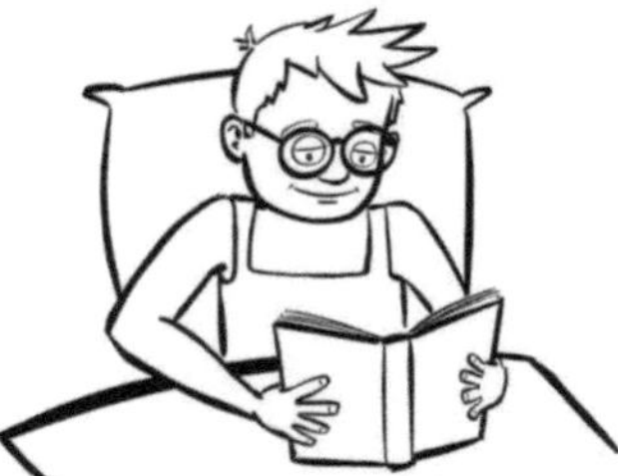

Wie oft kommt es vor, dass du beim Einschlafen über etwas Unangenehmes nachdenkst? Zeichne ein.

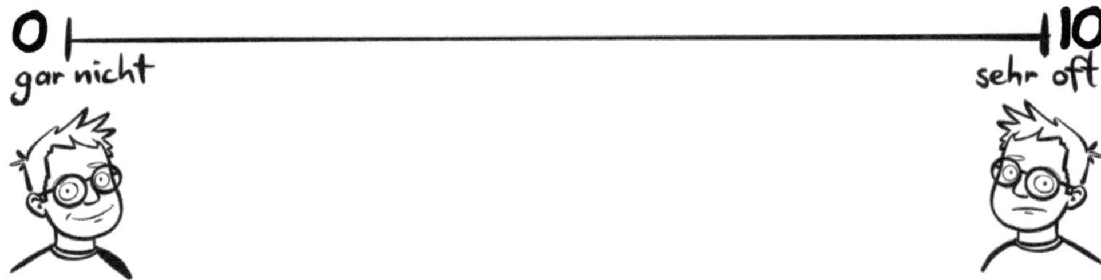

Wie sehr beunruhigen dich Dinge, die du vor dem Einschlafen am Handy angeschaut oder gelesen hast?

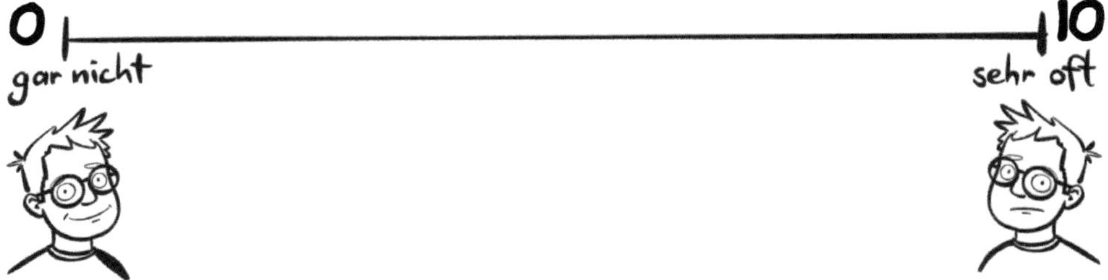

Wie sehr beschäftigen dich diese Dinge beim Einschlafen?

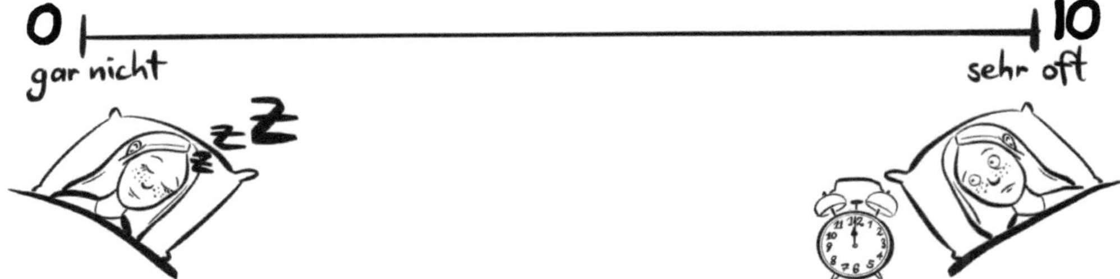

Wie war dein Tag? Schreibe es auf.

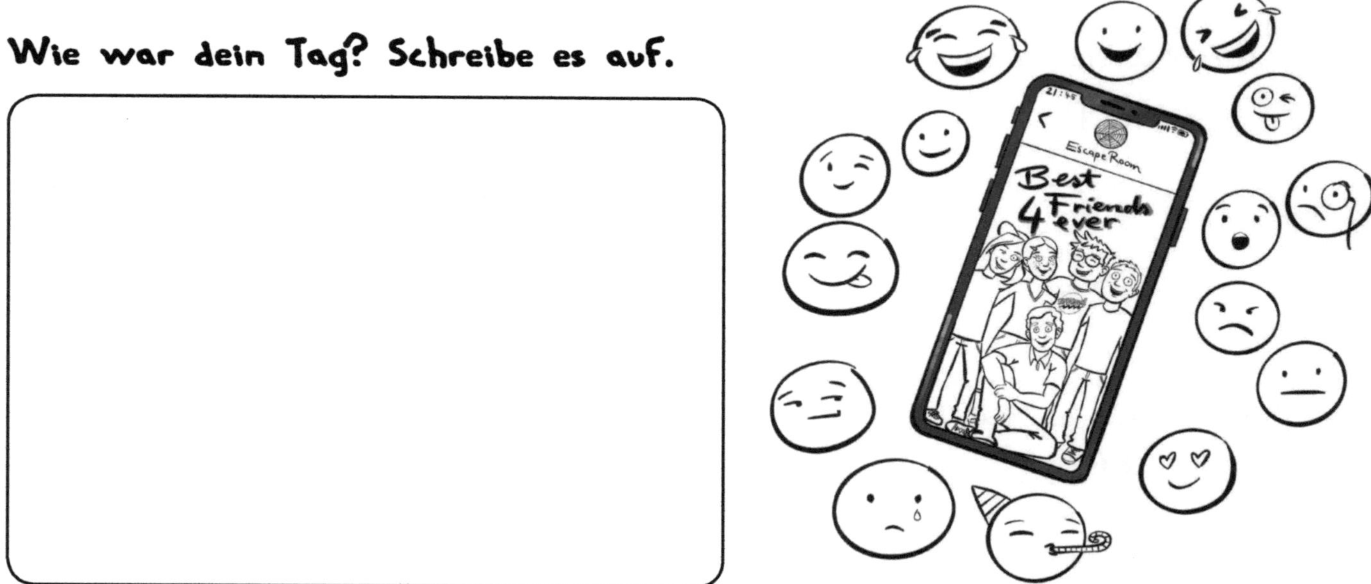

Stelle dir eine dieser Fragen, bevor du ins Bett gehst:

Was war heute schön?
Was war heute angenehm?
Was hat mich heute zum Lachen gebracht?
Worauf war ich heute besonders stolz?
Worauf freue ich mich morgen?

Was machst du in der letzten Stunde vor dem Einschlafen? Kreuze an.

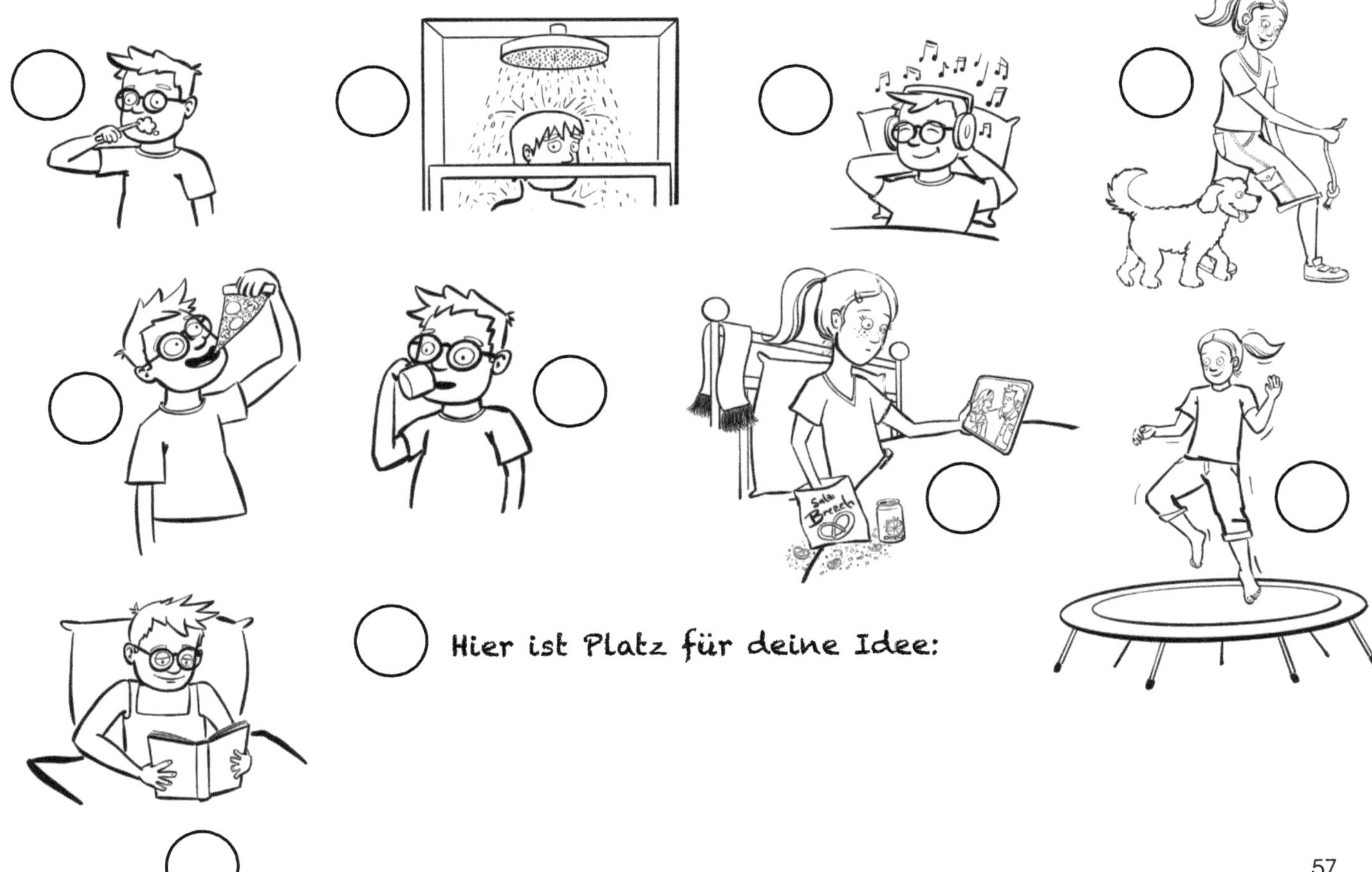

Zum Einschlafen brauchen Jugendliche kein Handy, kein Tablet, keinen Laptop und kein TV. Das grelle Licht vom Bildschirm macht jeden Menschen munter statt müde, weil es das Gehirn aktiviert.

Salz Brezeln
13:15
Tommy
Tipp:
Spezielle Brillen mit Blaulichtfilter entspannen dich und deine Augen.

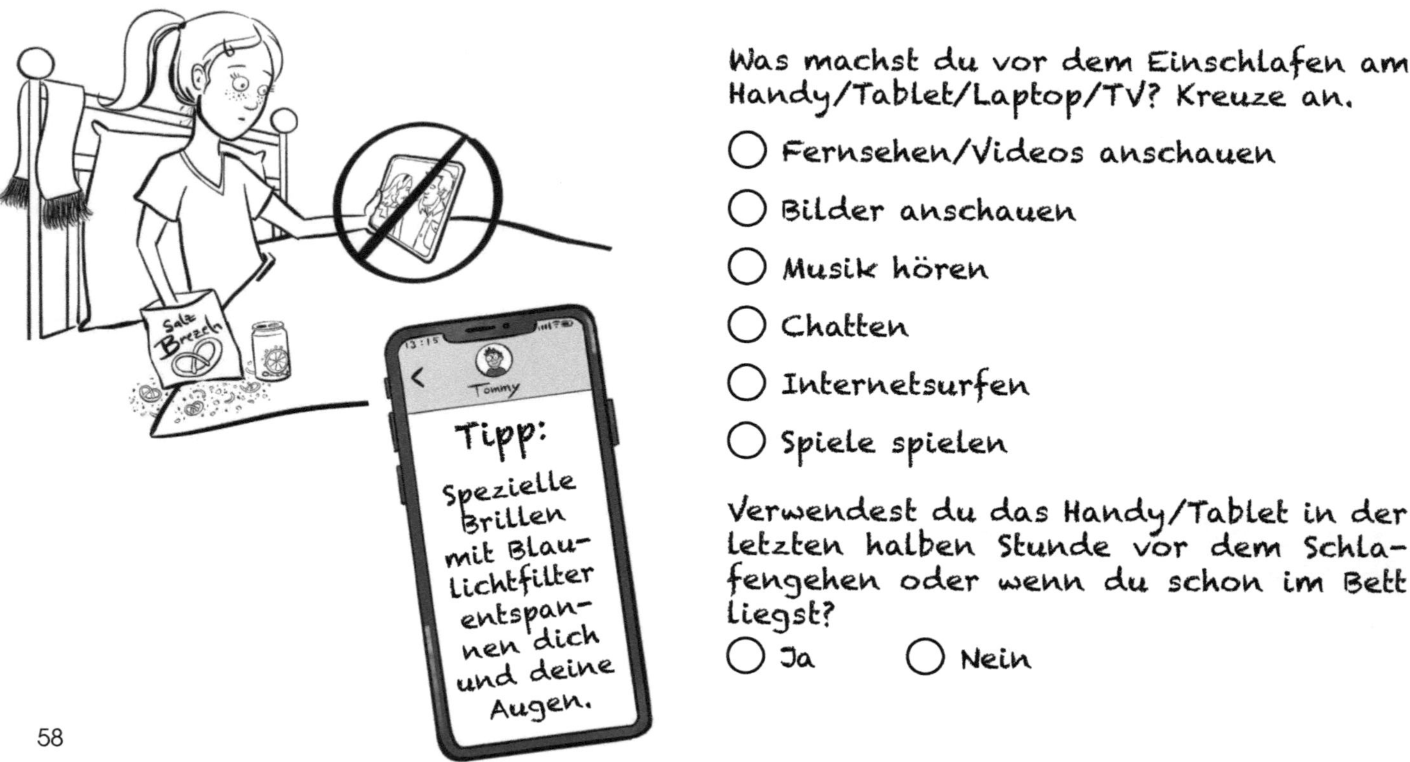

Was machst du vor dem Einschlafen am Handy/Tablet/Laptop/TV? Kreuze an.

- ◯ Fernsehen/Videos anschauen
- ◯ Bilder anschauen
- ◯ Musik hören
- ◯ Chatten
- ◯ Internetsurfen
- ◯ Spiele spielen

Verwendest du das Handy/Tablet in der letzten halben Stunde vor dem Schlafengehen oder wenn du schon im Bett liegst?

◯ Ja ◯ Nein

Was stört deinen Schlaf? Markiere die entsprechenden Bilder.

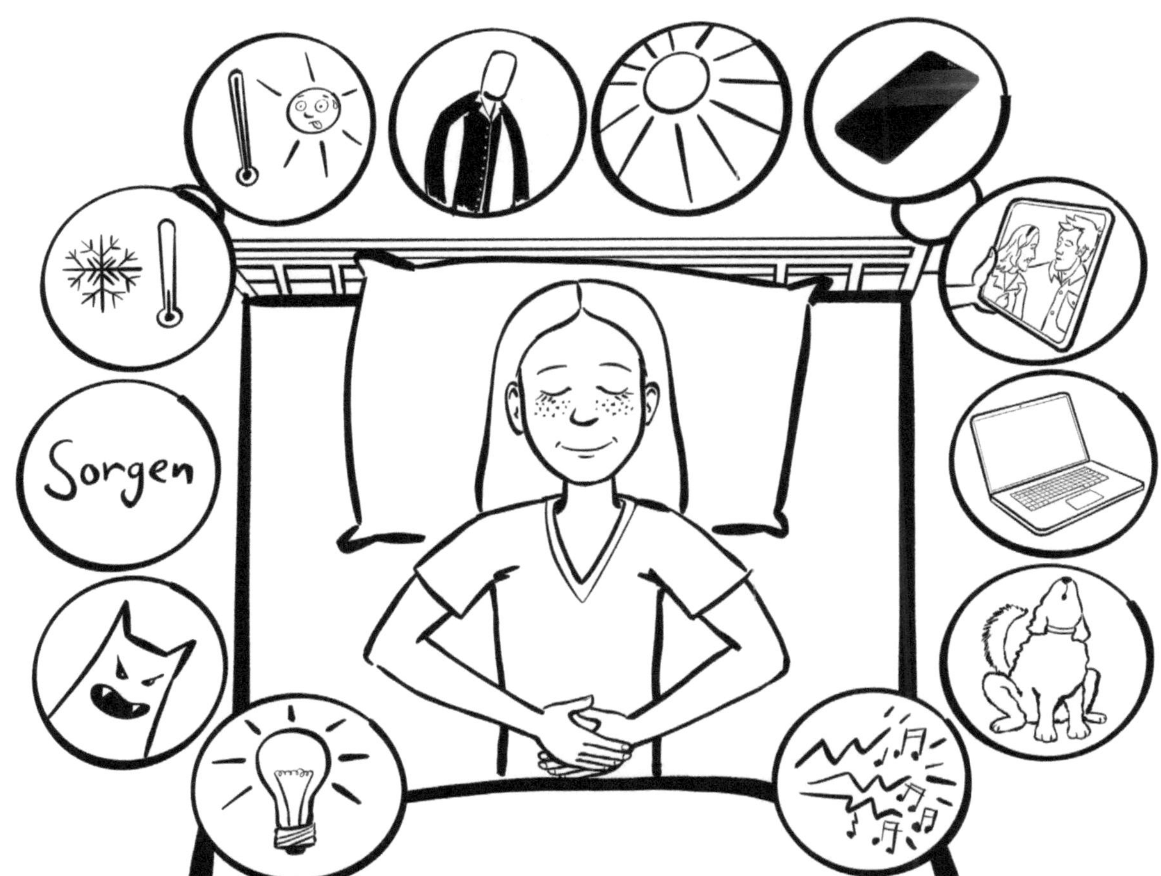

Was ist dein Einschlaf-Ritual? Schreibe es auf.

1

2

3

4

5

Welche Entspannungsübung hilft dir besonders beim Einschlafen? Schreibe sie auf.

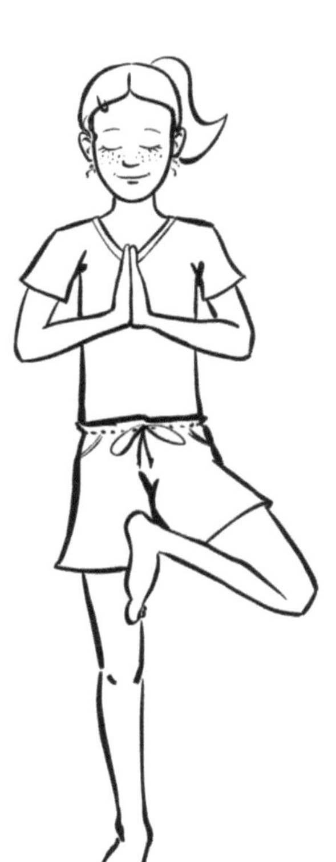

Was sind deine Lieblingslieder zum Einschlafen? Schreibe sie auf.

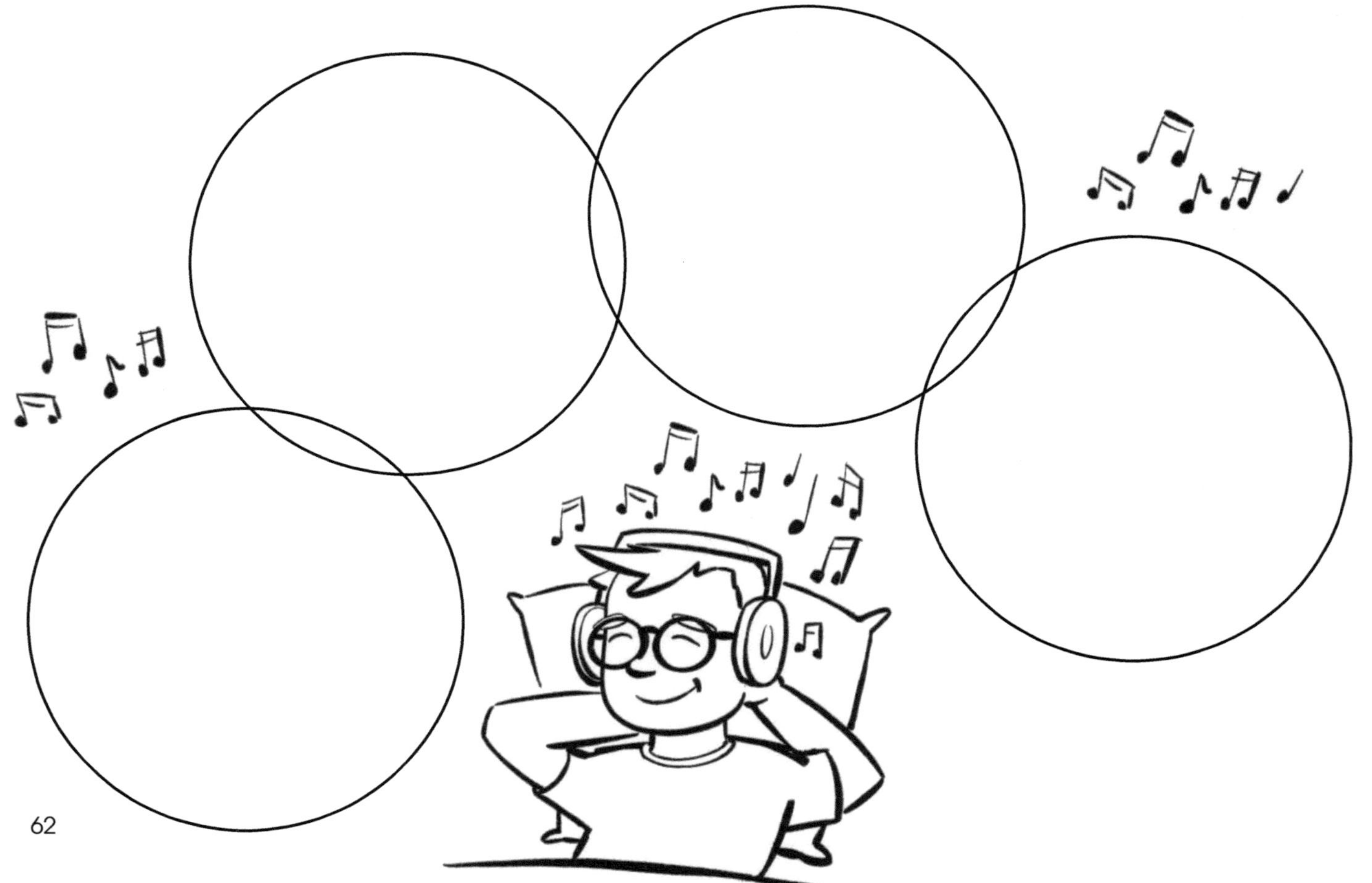

Was kann dir beim Einschlafen helfen? Kreuze an.

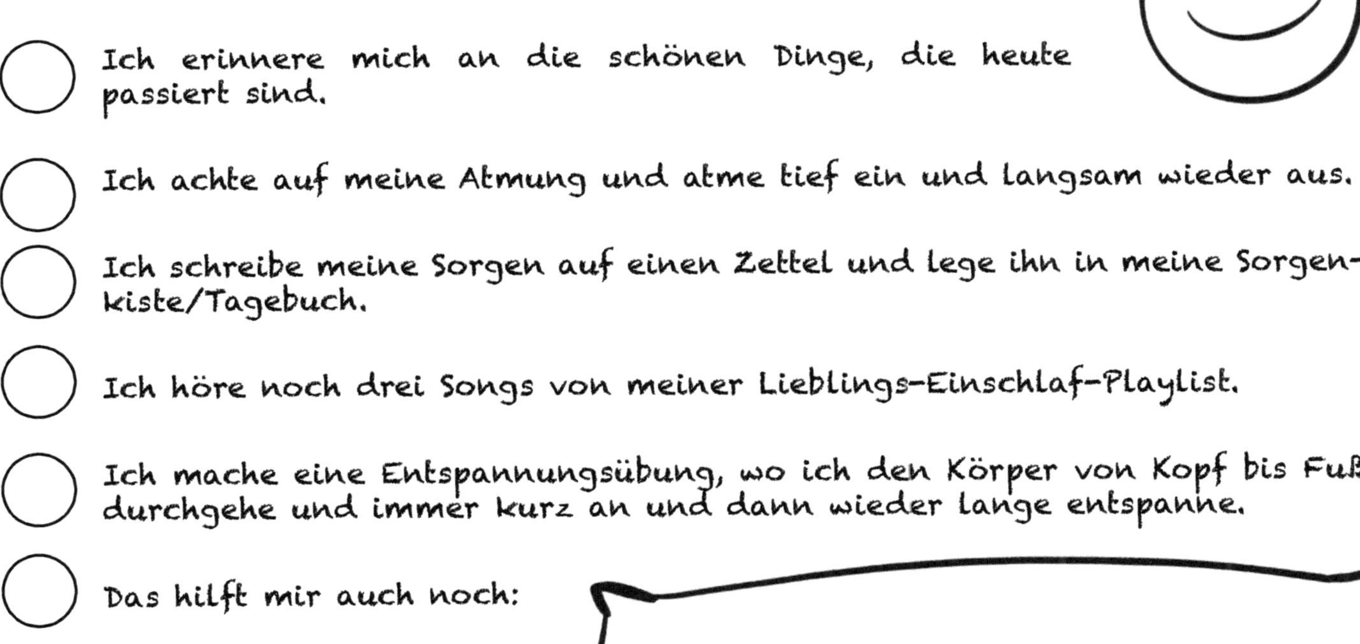

- ◯ Ich erinnere mich an die schönen Dinge, die heute passiert sind.
- ◯ Ich achte auf meine Atmung und atme tief ein und langsam wieder aus.
- ◯ Ich schreibe meine Sorgen auf einen Zettel und lege ihn in meine Sorgen-kiste/Tagebuch.
- ◯ Ich höre noch drei Songs von meiner Lieblings-Einschlaf-Playlist.
- ◯ Ich mache eine Entspannungsübung, wo ich den Körper von Kopf bis Fuß durchgehe und immer kurz an und dann wieder lange entspanne.
- ◯ Das hilft mir auch noch:

Was machst du, wenn du nachts aufwachst und nicht mehr einschlafen kannst? Kreuze an.

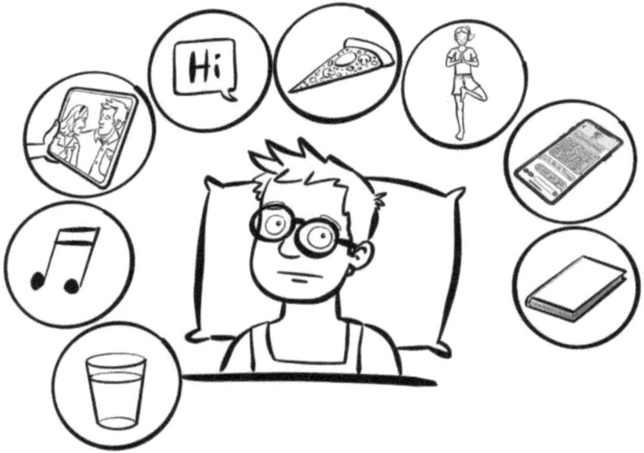

- ◯ Aufstehen und ein Glas Wasser trinken
- ◯ Musik/Hörbuch hören
- ◯ Lieblingsserie schauen
- ◯ Jemandem eine Nachricht schreiben
- ◯ Essen
- ◯ Yogaübung
- ◯ Handy verwenden
- ◯ Buch lesen

◯ Das hilft mir auch noch:

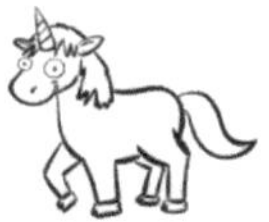

Traum-Fragebogen

Wie oft erinnerst du dich an deine Träume?

❑ fast jeden Morgen ❑ mehrmals die Woche
❑ etwa einmal die Woche ❑ 2–3mal im Monat
❑ etwa einmal im Monat
❑ weniger als einmal im Monat ❑ gar nicht

Was träumst du?

____

____

Wie gefühlsintensiv sind deine Träume?

❑ gar nicht intensiv ❑ eher nicht intensiv
❑ teils teils ❑ eher intensiv
❑ sehr intensiv

Mit welchen Sinnen träumst du?

❑ Ich taste ❑ Ich höre ❑ Ich sehe
❑ Ich rieche ❑ Ich schmecke

Wie träumst du? Beobachtest du dich in deinen Träumen selbst oder erlebst du sie?

Ich sehe mich in der Ich-Perspektive (d.h. ich erlebe das Geschehen wie durch meine eigenen Augen):

❑ überhaupt nicht ❑ eher nicht ❑ manchmal
❑ eher ja ❑ immer

Ich sehe mich in der Perspektive eines Dritten (d.h. ich erlebe mich wie eine andere Person auf einem Video):

❑ überhaupt nicht ❑ eher nicht ❑ manchmal
❑ eher ja ❑ immer

Ich sehe nicht nur, was ich tue, sondern ich spüre alles, was ich tue (d.h. ich spüre meine eigenen Bewegungen in den Muskeln, Gliedmaßen oder durch Berührung):

❑ überhaupt nicht ❑ eher nicht ❑ manchmal
❑ eher ja ❑ immer

Wie ist die Stimmung in deinen Träumen meistens?

❑ sehr negativ ❑ eher negativ ❑ neutral
❑ eher positiv ❑ sehr positiv

Hast du in den letzten Monaten Albträume gehabt?

❑ mehrmals die Woche ❑ etwa einmal die Woche
❑ 2–3mal im Monat ❑ etwa einmal im Monat
❑ etwa 2-4mal im Jahr ❑ etwa einmal im Jahr
❑ weniger als einmal im Jahr ❑ nie

Wie oft hast du luzide Träume*?

❑ mehrmals die Woche ❑ etwa einmal die Woche
❑ 2–3mal im Monat ❑ etwa einmal im Monat
❑ etwa 2-4mal im Jahr ❑ etwa einmal im Jahr
❑ weniger als einmal im Jahr ❑ nie

*luzide Träume sind Träume, bei denen man sich während des Traumes bewusst ist, dass man träumt. So kann es sein, dass man bewusst aufwachen oder die Handlungen aktiv beeinflussen kann oder das Geschehen mit diesem Bewusstsein passiv beobachtet.

Wie kannst du dich wieder beruhigen, wenn du einen Albtraum hattest? Schreibe es auf.

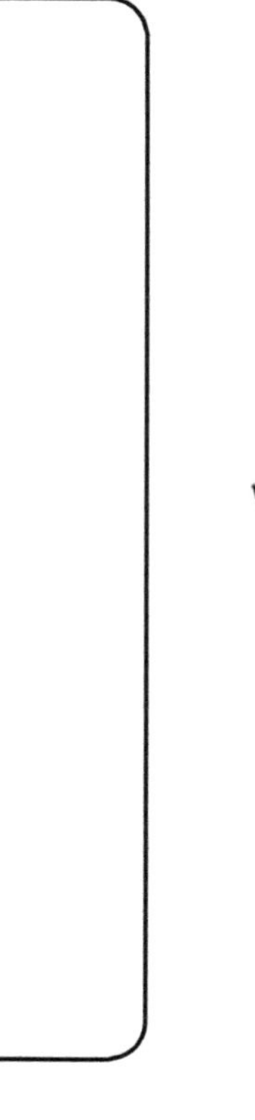

Wenn du einen unangenehmen Traum hast, der immer wieder kommt, überlege dir ein gutes Ende. Im Traum kannst du alles – sogar Gedanken lesen, jemanden versteinern oder dich unsichtbar machen.
Es hilft auch, wenn du den Albtraum mit einem guten Ende aufschreibst oder aufzeichnest und den Text auf deinen Nachttisch legst oder in deinem Lieblingsbuch versteckst.

Schreibe oder zeichne das gute Ende zu deinem unangenehmen Traum auf:

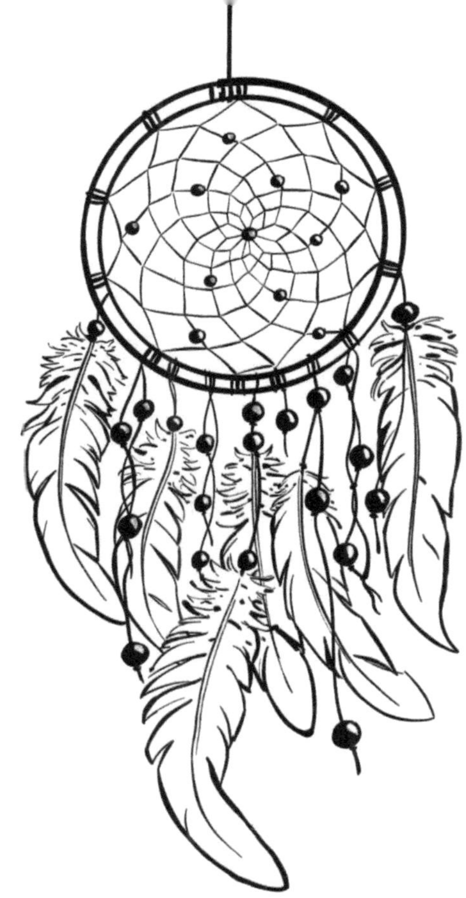

Welche Sache stresst dich momentan? Schreibe oder zeichne es auf.

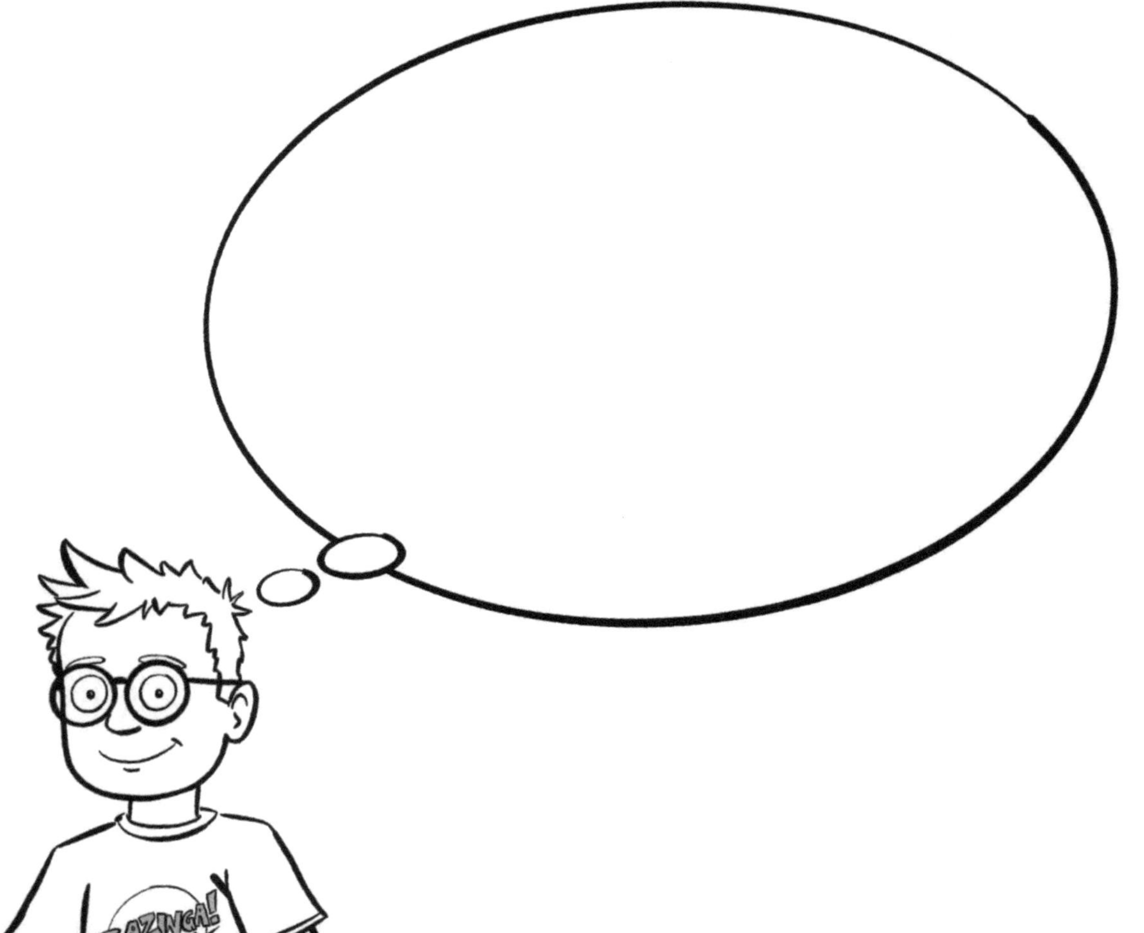

Wie gestresst bist du? Zeichne es am Stressometer ein.

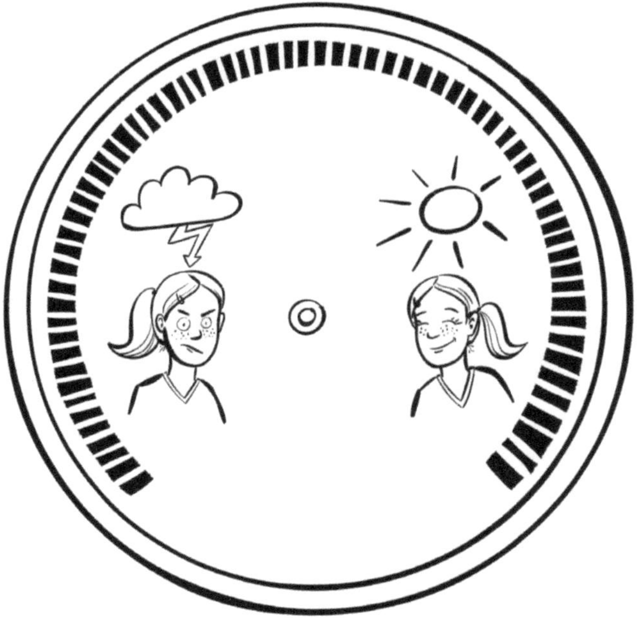

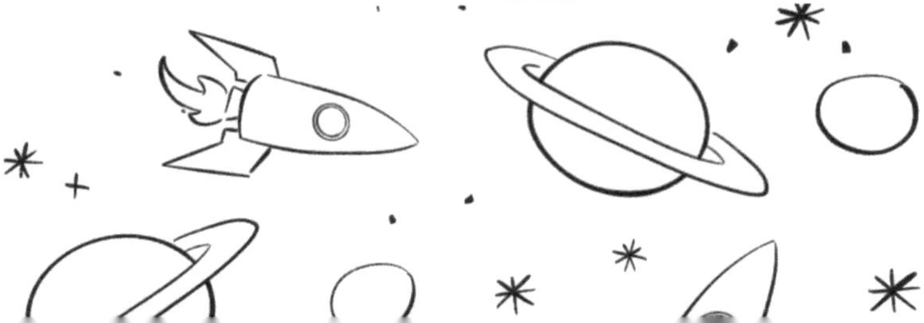

Was kannst du tun, um die Sache entspannter anzugehen? Schreibe es auf.

Entspannungsübung für deinen Körper

Entspanne dein Gesicht. Deine Zunge liegt ganz ruhig in deinem Mund.

Atme nun ein und zähle dabei bis vier, atme aus und zähle wieder bis vier.
Wiederhole diese Übung fünf Mal.

Atme jetzt etwas tiefer und zähle beim Ein- und Ausatmen bis fünf.
Wiederhole diese Übung wieder fünf Mal.

Verlängere deine Atmung nun noch weiter bis sechs und wiederhole die Übung fünf Mal.

Nach der Übung kannst du deutlich merken, wie du zur Ruhe gekommen bist und störende Gedanken in den Hintergrund gedrängt wurden. Wahrscheinlicher ist allerdings, dass du bereits eingeschlafen bist.

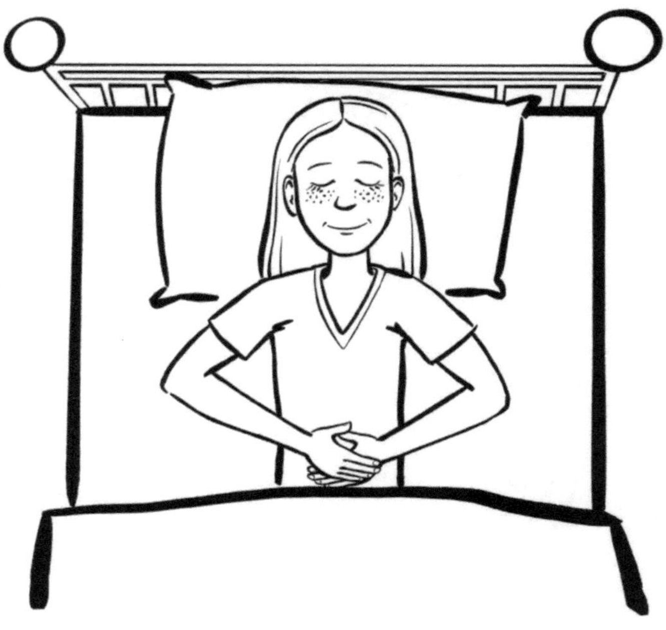

Entspannungsübung für deine Gedanken

Wenn du dir viele Gedanken machst – z.B. weil du am nächsten Tag einen Mathetest schreibst oder weil sehr viele Dinge passiert sind –, ist es manchmal sinnvoll, dass du auch deinen Kopf mit angenehmen Gedanken entspannst.

Lege dich entspannt in dein Bett und versuche, dir Folgendes vorzustellen:

Du liegst auf einem Liegestuhl an einem Strand. In der Nähe ist ein Hafen. Ruhig beobachtest du die Wellen, die am Strand brechen, hörst das Wasser rauschen und fühlst einen leicht warmen Wind, der dich angenehm streift.
Es ist abends und am Horizont siehst du die Sonne langsam untergehen. Ein Schiff, das gerade vom Hafen abgelegt hat, bewegt sich langsam auf den Horizont zu. Du beobachtest, wie es sich immer weiter von dir entfernt und immer kleiner wird. Du begleitest dieses Schiff mit deinen Augen, bis es am Horizont verschwindet und schließlich auch die Sonne untergegangen ist.

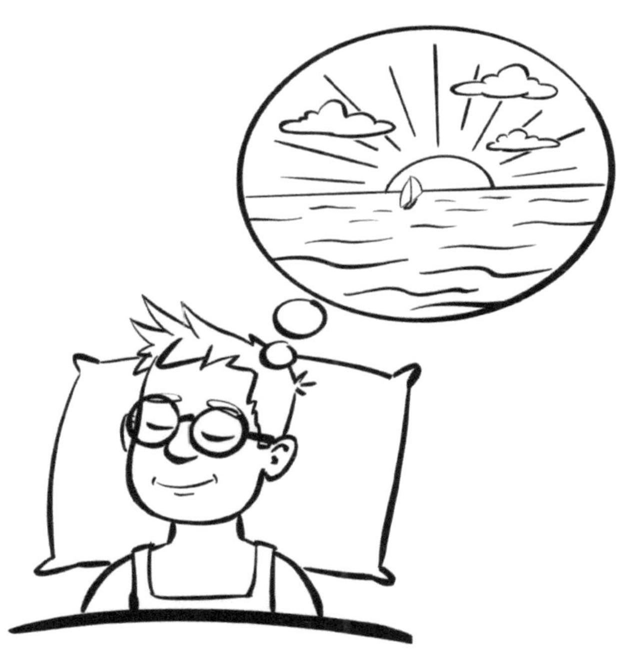

Hast du in letzter Zeit oft schlecht einschlafen können oder bist du nachts häufiger munter geworden und hast nicht wieder einschlafen können? Hast du dich morgens und tagsüber schlapp und mies gelaunt gefühlt?

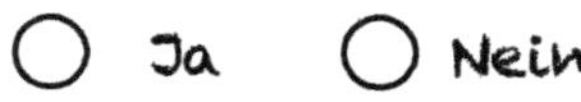

○ Ja ○ Nein

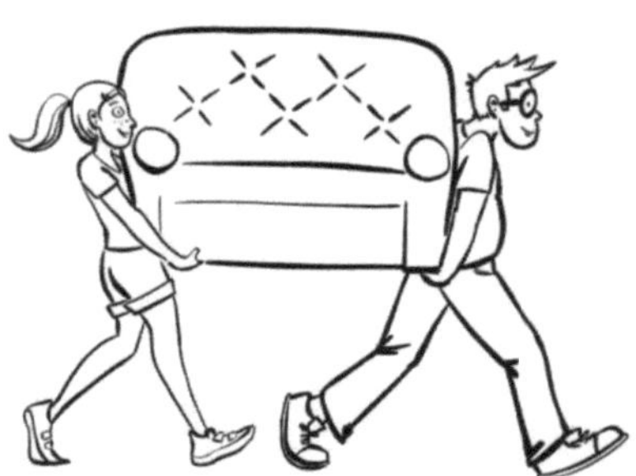

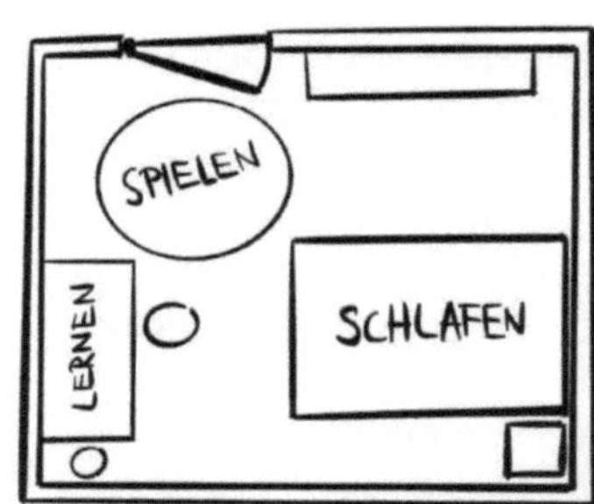

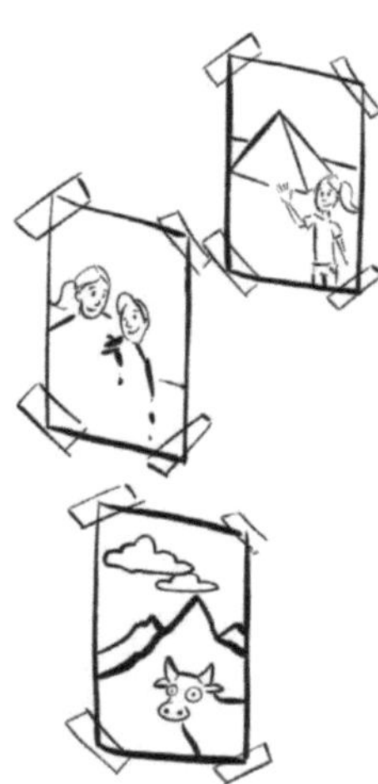

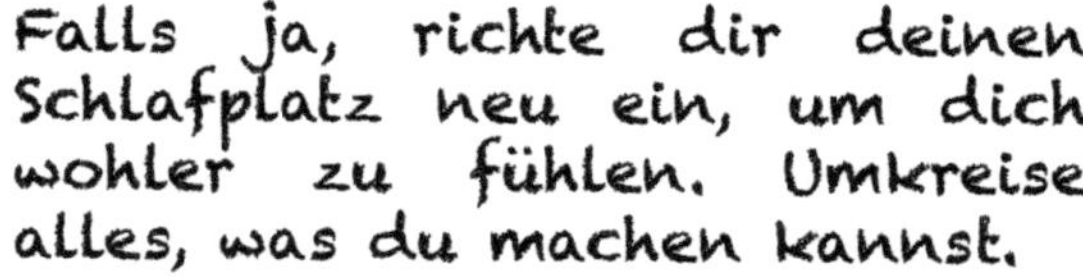

Falls ja, richte dir deinen Schlafplatz neu ein, um dich wohler zu fühlen. Umkreise alles, was du machen kannst.

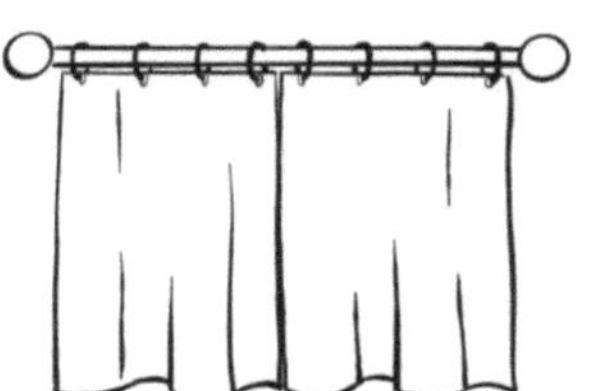

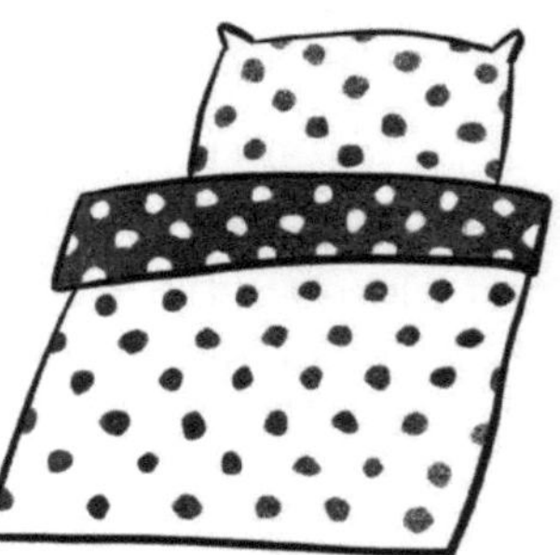

Schlaf-Quiz

Überprüfe dein Wissen, das du aus der Geschichte mit Juli und Tommy erworben hast.

1 Wie kann Schlaf im Labor gemessen werden?

2 Wodurch zeichnet sich REM-Schlaf aus?

3 Wie lange sollte man sich täglich mindestens bewegen?

4 Welche Art von Schlaf kommt in der ersten Nachthälfte am meisten vor?

5 In welcher Schlafphase erholt sich der Körper besonders gut?

6 Wie heißt das Hormon, das durch das Licht unterdrückt wird?

7 Wie heißt das bewusste Beeinflussen von Träumen, während man schläft?

10 goldene Schlaf-Regeln

Kennst du die zehn goldenen Schlaf-Regeln? Sie helfen dir, besser ein- und durchzuschlafen. Markiere jene, die du schon kennst.

☺ Halte jeden Tag unter der Woche und am besten auch am Wochenende regelmäßige Aufsteh- und Zubettgehzeiten ein!

☺ Schaffe dir eine gemütliche und abgedunkelte Schlafumgebung!

☺ Verzichte auf zu schwere Mahlzeiten nach 18 Uhr!

☺ Verzichte auf zu süße/zuckerhaltige Getränke (z.B. Cola, Eistee, Enery-Drink) nach 15 Uhr!

☺ Gönne dir einen Mittagsschlaf nur vor 15 Uhr und nur für maximal 20 Minuten!

☺ Mache eine Stunde vor dem Zubettgehen nur noch entspannende Sachen. Weder Hausaufgaben noch Sport!

☺ Schalte mindestens 30 Minuten vor dem Einschlafen Handy/Tablet/TV aus!

☺ Entwickle dein eigenes Einschlafritual, das 30 bis 45 Minuten dauert (z.B. Zähneputzen, Buch lesen, Füße eincremen)

☺ Verzichte nachts auf grelles Licht – z.B. wenn du auf die Toilette gehst. Schalte auch alle Standby-Lämpchen von Geräten aus!

☺ Schlafe am besten ohne Haustier in deinem eigenen Bett, damit dich die Bewegungen deines Vierbeiners nicht aufwecken können!

12 goldene Smartphone-Regeln

1. Schalte dein Smartphone eine halbe Stunde vor dem **Zubettgehen** auf Flugmodus oder aus und lege es mindestens fünf Meter weit von deinem Schlafplatz entfernt hin.

2. Schalte dein Smartphone auf Flugmodus, sobald du die **Schule** betrittst bzw. du wichtige **Aufgaben** erledigst. Du kannst dich so besser auf die Sache konzentrieren und wirst nicht ständig von hereinkommenden Nachrichten abgelenkt.

3. Wenn du mit **Freunden** oder der **Familie** beisammen bist, schalte das Handy auf lautlos. Du kannst dich so besser auf Gespräche einlassen und hast mehr Freude an deinem Gegenüber.

4. Schalte dein Smartphone, während du isst oder Sport treibst, auf **lautlos** und lege es **beiseite**.

5. Verschicke keine **Nachrichten/Inhalte**, die deine Mitmenschen kränken könnten.

6. Überlege dir, ob du wirklich alles **fotografieren** oder **filmen** musst, die schönsten Erinnerungen speicherst du für immer im Kopf ab. Erlebe deine Erfahrungen.

7. **Digital Detox:** Versuche Handy-freie-Zeiten einzuplanen und beobachte, wie es dir damit geht.

8. Benutze dein Handy **bewusst** und frage dich manchmal, ob du es im Moment sinnvoll nutzt und es dir guttut.

9. Stelle auf deinem Handy den **Nachtmodus/Blaulichtfiltermodus** ein.

10. Miste regelmäßig deine **Apps** und **Gruppenchats** aus und entscheide bewusst, welche du wirklich brauchst.

11. Auch wenn dein Smartphone auf lautlos ist: Lege es mit dem **Display** nach unten auf den Tisch.

12. Schütze dein Handy mit einem **PIN-Code** oder einem **Passwort**. Schalte den **Ortungsdienst** aus, um zu verhindern, dass z.B. Apps den Standort deines Handys ermitteln können.

Wörtersuche für Fortgeschrittene

Finde die im Buchstabensalat versteckten Wörter und markiere sie! Beachte, dass die Buchstaben der Suchwörter auch entgegen der normalen Leserichtung angeordnet sein können (z.B. von unten nach oben). Viel Spaß!

1. AKTIGRAPH
2. ALBTRAUM
3. SCHLAFTAGEBUCH
4. SCHLAFPHASE
5. GEHIRN
6. ENTSPANNUNGSÜBUNG
7. RAPID EYE MOVEMENT SLEEP
8. TIEFSCHLAF
9. MELATONIN
10. SCHLAFZYKLUS
11. GEDÄCHTNIS
12. SCHLAFEXPERTE
13. SMARTPHONE
14. WACHSTUMSHORMONE
15. BLAULICHTFILTER
16. HYPNOGRAMM
17. LUZIDES TRÄUMEN

S	K	K	I	Z	R	N	Q	K	E	B	I	G	L	X	R	B	F	E	E	E	P	U	I	M
M	H	Y	P	N	O	G	R	A	M	M	F	N	M	Q	Z	K	R	Y	L	E	V	D	L	B
A	W	P	L	H	A	M	F	Q	I	K	Y	I	T	Q	H	N	C	J	D	M	G	W	U	O
R	L	M	J	D	B	I	U	L	S	E	U	O	H	X	B	M	F	J	B	G	T	R	Z	K
T	P	M	Q	E	S	U	L	K	Y	Z	F	A	L	H	C	S	M	M	X	Q	V	F	I	J
P	E	C	G	A	G	G	E	R	V	T	C	P	S	P	L	H	I	C	M	I	F	R	D	O
H	E	H	M	E	L	A	T	O	N	I	N	H	D	D	G	E	H	I	R	N	J	J	E	U
O	L	Q	F	K	F	N	O	M	R	O	H	S	M	U	T	S	H	C	A	W	I	V	S	J
N	S	B	E	E	D	F	K	C	N	U	T	S	U	X	P	X	R	E	H	U	N	L	T	K
E	T	U	T	K	O	F	T	I	G	G	H	Q	K	D	Q	L	A	U	F	Z	Y	Q	R	O
L	N	E	R	K	J	Z	K	F	S	C	H	L	A	F	P	H	A	S	E	X	J	R	Ä	W
G	E	W	E	S	H	Z	R	T	G	R	N	Y	C	R	L	T	J	L	L	L	P	A	U	S
O	M	A	P	O	E	N	T	S	P	A	N	N	U	N	G	S	Ü	B	U	N	G	S	M	M
Q	E	X	X	E	I	X	W	M	I	Z	W	I	L	Y	O	M	Z	I	N	F	T	R	E	K
Z	V	A	E	N	B	L	I	B	C	T	X	Y	V	U	C	M	P	B	A	H	M	O	N	B
O	O	A	F	W	L	E	K	X	N	S	J	X	A	K	T	I	G	R	A	P	H	J	T	R
S	M	G	A	N	Q	B	R	V	M	N	J	G	T	K	G	E	D	Ä	C	H	T	N	I	S
E	E	B	L	Y	S	Q	K	U	M	H	B	Q	Q	B	Z	T	S	L	E	V	H	D	Q	A
O	Y	Q	H	D	L	Q	T	M	Y	D	K	N	Y	D	A	L	B	T	R	A	U	M	T	L
K	E	F	C	X	I	Z	A	X	S	C	H	L	A	F	T	A	G	E	B	U	C	H	F	J
X	D	K	S	Y	H	D	B	L	A	U	L	I	C	H	T	F	I	L	T	E	R	B	K	F
G	I	O	B	U	T	I	E	F	S	C	H	L	A	F	C	K	H	O	S	U	S	G	Q	A
E	P	H	R	K	G	P	A	R	O	Q	U	J	N	Q	C	D	S	U	M	Y	P	E	S	P
D	A	U	Q	K	U	P	I	L	Y	K	E	J	X	Y	M	S	M	O	L	S	O	D	L	K
U	R	M	H	Q	P	P	O	J	Y	C	S	Z	O	O	F	X	D	A	Z	M	O	I	C	B

Was stört den Schlaf? Kreise ein!

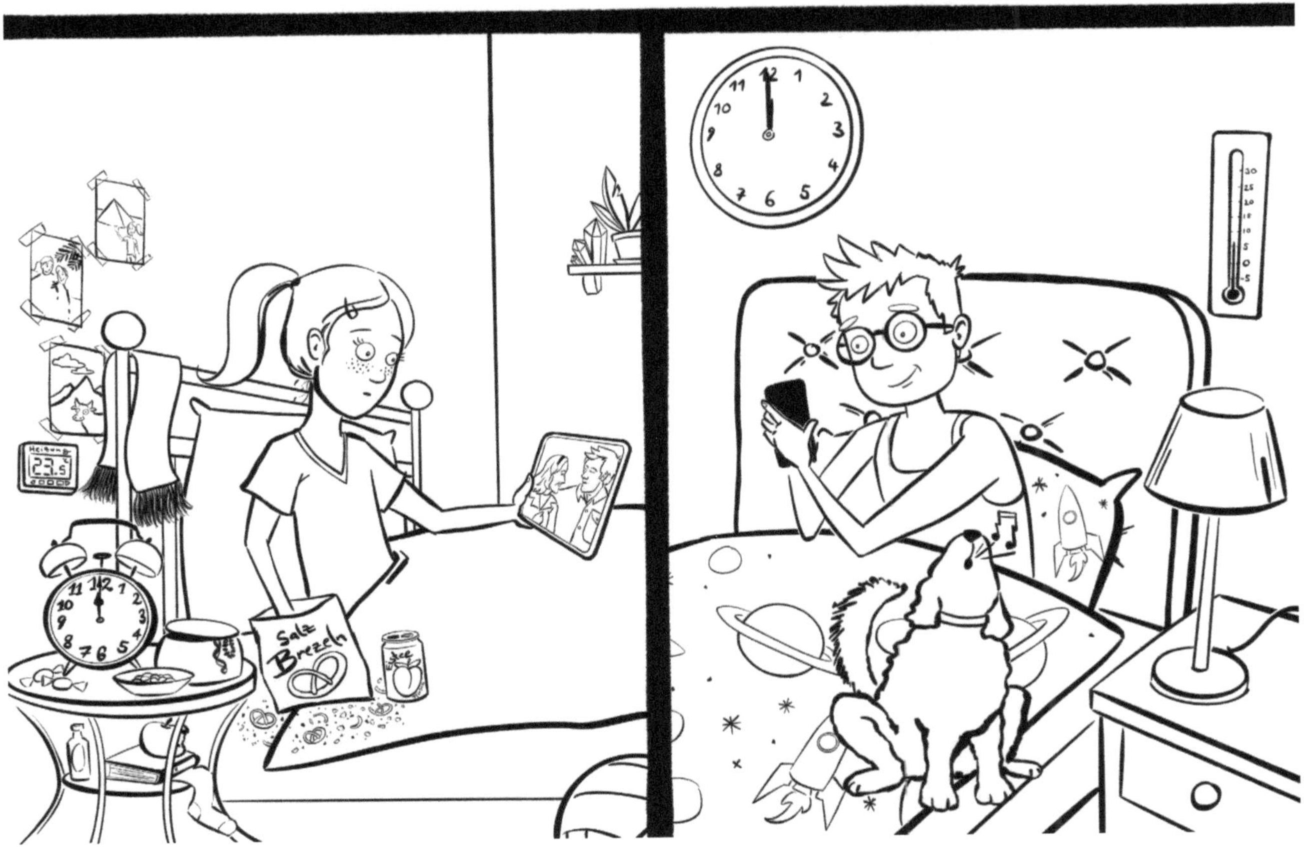

Worauf es für einen guten Schlaf ankommt, weißt du jetzt. Was ist deine Schwierigkeit beim Schlafen? Schreibe es auf!

Überlege nun, welche drei Dinge du selbst verbessern kannst.

Wie gut hat es geklappt? Markiere das entsprechende Bild.

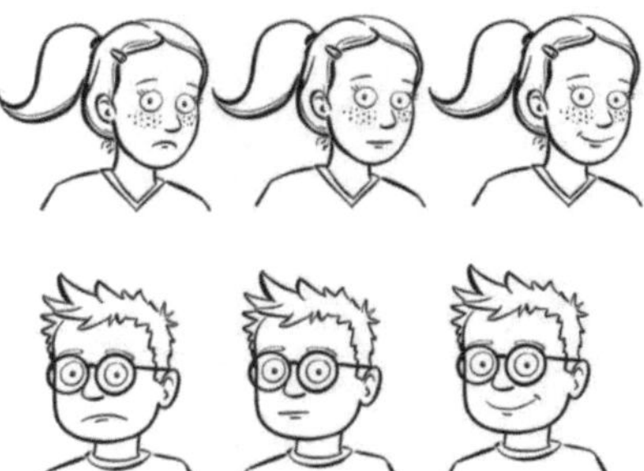

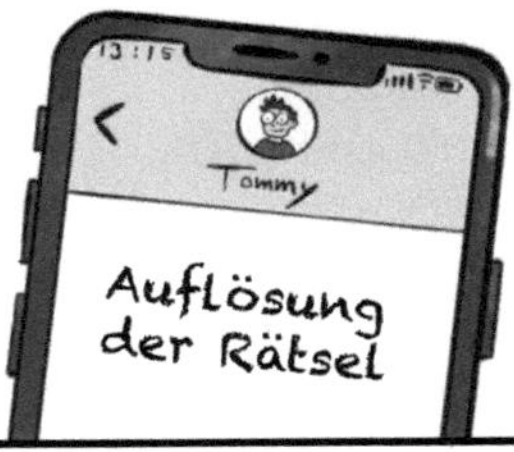

Schlafstadien von S. 45
Antwort: Es sind vier ganze Schlafzyklen.

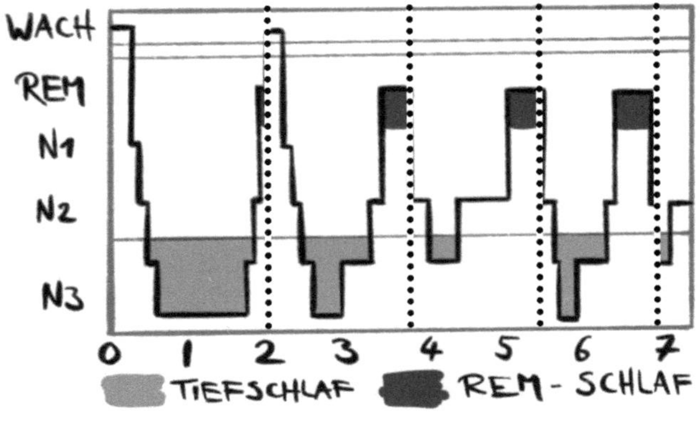

Im Hypnogramm auf der y-Achse siehst du die verschiedenen Schlaf-Stadien.

- WACH = Stadium Wach
- REM = Stadium REM
- N1 = Leichtschlaf Stadium N1
- N2 = Leichtschlaf Stadium N2
- N3 = Tiefschlaf Stadium N3

Stell dir die Abfolge der Schlafstadien wie eine Treppe vor: Zunächst geht die Treppe nach unten. Beim Einschlafen gehst du die erste Treppenstufe hinunter in das Stadium N1. Dann folgt eine Treppenstufe tiefer das Stadium N2. Noch eine Treppe tiefer gelangst du in das Stadium N3. Hier verweilst du ein bisschen. Anschließend gehst du die Treppe wieder hinauf und erreichst das Stadium REM.

Die Zeit vom Einschlafen bis zum Ende des ersten Stadiums REM dauert 90-120 Minuten und stellt den ersten Schlafzyklus dar. Danach folgen nach dem gleichen Muster drei bis fünf weitere Schlafzyklen, bis du am Morgen wieder aufwachst.

In der ersten Hälfte der Nacht hast du mehr Tiefschlaf, in der zweiten überwiegt der REM-Schlaf. Tipp: Gehe an Schultagen rechtzeitig zu Bett, damit du ausreichend Tiefschlaf und REM-Schlaf bekommst.

13:15
Tommy
Auflösung der Rätsel

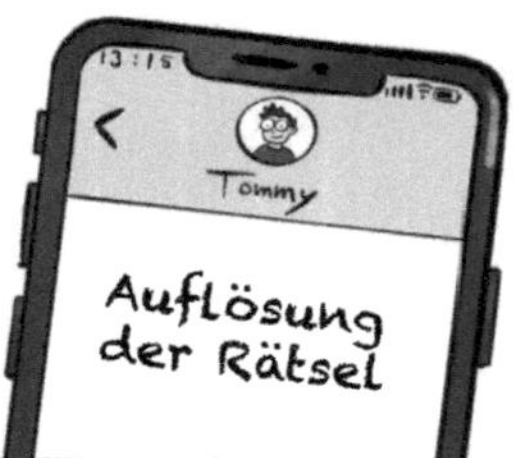

S	K	K	I	Z	R	N	Q	K	E	B	I	G	L	X	R	B	F	E	E	E	P	U	I	M
M	H	Y	P	N	O	G	R	A	M	M	F	N	M	Q	Z	K	R	Y	L	E	V	D	L	B
A	W	P	L	H	A	M	F	Q	I	K	Y	I	T	Q	H	N	C	J	D	M	G	W	U	O
R	L	M	J	D	B	I	U	L	S	E	U	O	H	X	B	M	F	J	B	G	T	R	Z	K
T	P	M	Q	E	S	U	L	K	Y	Z	F	A	L	H	C	S	M	M	X	Q	V	F	I	J
P	E	C	G	A	G	G	E	R	V	T	C	P	S	P	L	H	I	C	M	I	F	R	D	O
H	E	H	M	E	L	A	T	O	N	I	N	H	D	D	G	E	H	I	R	N	J	J	E	U
O	L	Q	F	K	F	N	O	M	R	O	H	S	M	U	T	S	H	C	A	W	I	V	S	J
N	S	B	E	E	D	F	K	C	N	U	T	S	U	X	P	X	R	E	H	U	N	L	T	K
E	T	U	T	K	O	F	T	I	G	G	H	Q	K	D	Q	L	A	U	F	Z	Y	Q	R	O
L	N	E	R	K	J	Z	K	F	S	C	H	L	A	F	P	H	A	S	E	X	J	R	Ä	W
G	E	W	E	S	H	Z	R	T	G	R	N	Y	C	R	L	T	J	L	L	L	P	A	U	S
O	M	A	P	O	E	N	T	S	P	A	N	N	U	N	G	S	Ü	B	U	N	G	S	M	M
Q	E	X	X	E	I	X	W	M	I	Z	W	I	L	Y	O	M	Z	I	N	F	T	R	E	K
Z	V	A	E	N	B	L	I	B	C	T	X	Y	V	U	C	M	P	B	A	H	M	O	N	B
O	O	A	F	W	L	E	K	X	N	S	J	X	A	K	T	I	G	R	A	P	H	J	T	R
S	M	G	A	N	Q	B	R	V	M	N	J	G	T	K	G	E	D	Ä	C	H	T	N	I	S
E	E	B	L	Y	S	Q	K	U	M	H	B	Q	Q	B	Z	T	S	L	E	V	H	D	Q	A
O	Y	Q	H	D	L	Q	T	M	Y	D	K	N	Y	D	A	L	B	T	R	A	U	M	T	L
K	E	F	C	X	I	Z	A	X	S	C	H	L	A	F	T	A	G	E	B	U	C	H	F	J
X	D	K	S	Y	H	D	B	L	A	U	L	I	C	H	T	F	I	L	T	E	R	B	K	F
G	I	O	B	U	T	I	E	F	S	C	H	L	A	F	C	K	H	O	S	U	S	G	Q	A
E	P	H	R	K	G	P	A	R	O	Q	U	J	N	Q	C	D	S	U	M	Y	P	E	S	P
D	A	U	Q	K	U	P	I	L	Y	K	E	J	X	Y	M	S	M	O	L	S	O	D	L	K
U	R	M	H	Q	P	P	O	J	Y	C	S	Z	O	O	F	X	D	A	Z	M	O	I	C	B

Schlaf-Quiz von S. 73

1. Mittels Gehirnaktivität, Augenbewegungen und Muskelaktivität
2. Schnelle Augenbewegungen, Traumaktivität, tagähnliche Gehirnaktivität
3. 60 Minuten,
4. Tiefschlaf
5. Im Tiefschlaf
6. Melatonin
7. Luzides Träumen

zu spät noch wach
zu niedrige Temperatur
das Licht des Tablets
zu hohe Temperatur
Licht vom Smartphone
Laute Geräusche vom Haustier
zucker- und koffeinhaltige Getränke
spät noch snacken
zu spät noch wach

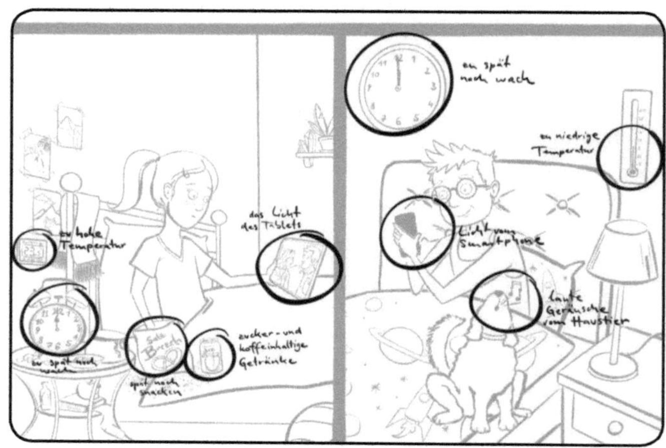

Dein Schlafprotokoll

Das Schlafprotokoll hilft dir, deinen Schlaf ganz genau zu beobachten. So kannst du feststellen, wie viel Schlaf du brauchst, damit du tagsüber fit und ausgeschlafen bist.
Am besten füllst du das Abendprotokoll aus, kurz bevor du ins Bett gehst.
Das Morgenprotokoll kannst du vor oder direkt nach dem Frühstück ausfüllen.
Auf den nächsten Seiten kannst du eine Woche lang deine Schlafgewohnheiten notieren.
Fang gleich heute Abend damit an!

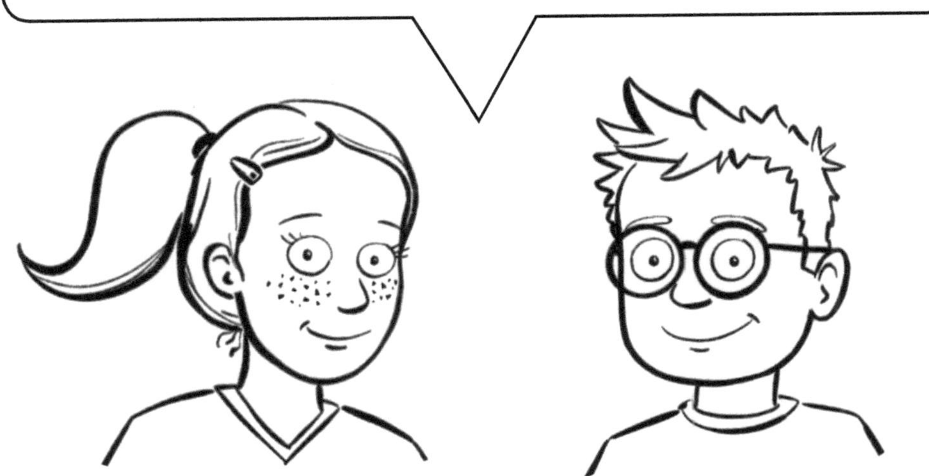

Datum:

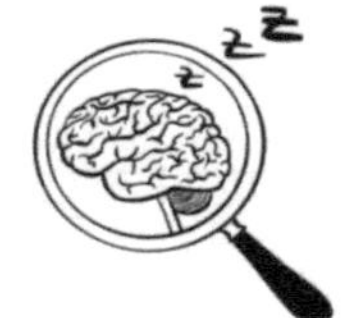

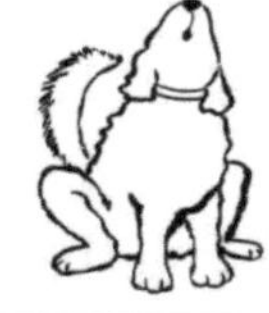

ABENDS

Warst du heute fröhlich und gut gelaunt?

Konntest du dich heute gut konzentrieren (in der Schule, bei den Hausaufgaben oder wenn du etwas anderes Anstrengendes gemacht hast)?

Wie müde hast du dich heute tagsüber gefühlt?

Wann hast du die Augen zugemacht und versucht einzuschlafen?

Um ________ Uhr.

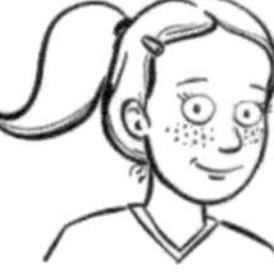

MORGENS

Wie viele Minuten hast du gestern zum Einschlafen gebraucht?
Ungefähr ____________.

Wie hast du heute Nacht geträumt?

Wie oft bist du nachts aufgewacht?
________ Mal.

Wann bist du heute in der Früh aufgewacht?
Um ________ Uhr.

Fühlst du dich heute Morgen frisch und munter?

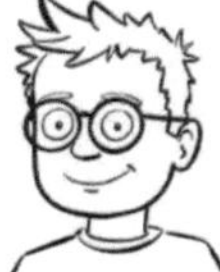

Datum:

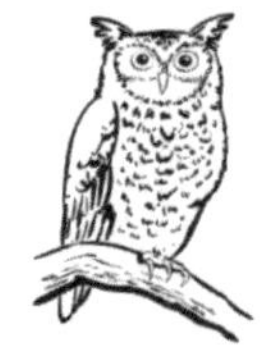

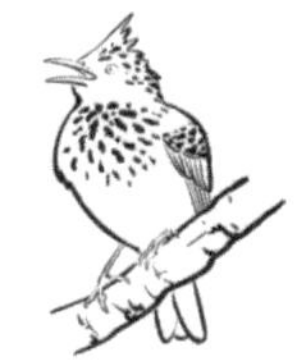

ABENDS

Warst du heute fröhlich und gut gelaunt?

Konntest du dich heute gut konzentrieren (in der Schule, bei den Hausaufgaben oder wenn du etwas anderes Anstrengendes gemacht hast)?

 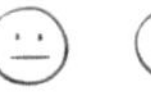 

Wie müde hast du dich heute tagsüber gefühlt?

Wann hast du die Augen zugemacht und versucht einzuschlafen?

Um ________ Uhr.

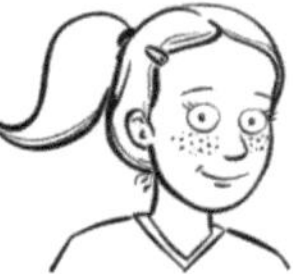

MORGENS

Wie viele Minuten hast du gestern zum Einschlafen gebraucht?
Ungefähr ____________.

Wie hast du heute Nacht geträumt?

Wie oft bist du nachts aufgewacht?
________ Mal.

Wann bist du heute in der Früh aufgewacht?
Um ________ Uhr.

Fühlst du dich heute Morgen frisch und munter?

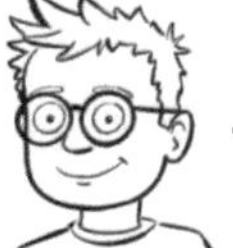

Datum:

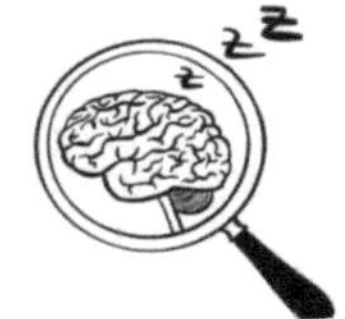

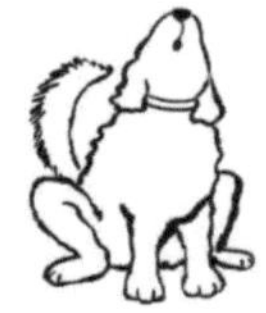

ABENDS

Warst du heute fröhlich und gut gelaunt?

Konntest du dich heute gut konzentrieren (in der Schule, bei den Hausaufgaben oder wenn du etwas anderes Anstrengendes gemacht hast)?

Wie müde hast du dich heute tagsüber gefühlt?

Wann hast du die Augen zugemacht und versucht einzuschlafen?

Um ________ Uhr.

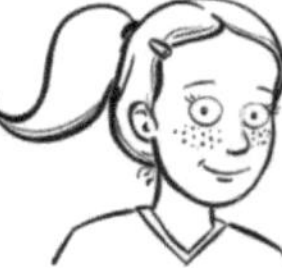

MORGENS

Wie viele Minuten hast du gestern zum Einschlafen gebraucht?
Ungefähr ____________.

Wie hast du heute Nacht geträumt?

Wie oft bist du nachts aufgewacht?
________ Mal.

Wann bist du heute in der Früh aufgewacht?
Um ________ Uhr.

Fühlst du dich heute Morgen frisch und munter?

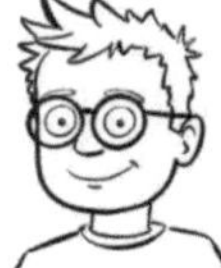

Datum:

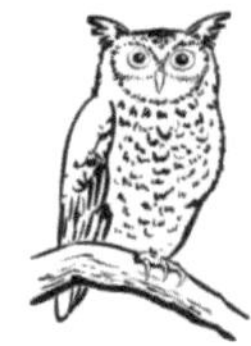

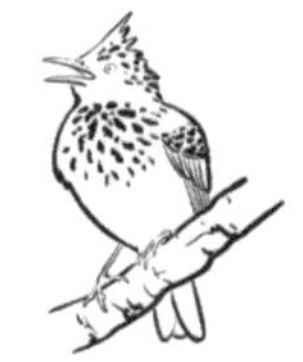

ABENDS

Warst du heute fröhlich und gut gelaunt?

Konntest du dich heute gut konzentrieren (in der Schule, bei den Hausaufgaben oder wenn du etwas anderes Anstrengendes gemacht hast)?

Wie müde hast du dich heute tagsüber gefühlt?

Wann hast du die Augen zugemacht und versucht einzuschlafen?

Um ________ Uhr.

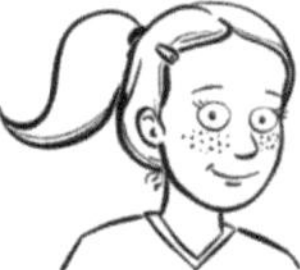

MORGENS

Wie viele Minuten hast du gestern zum Einschlafen gebraucht?
Ungefähr ____________.

Wie hast du heute Nacht geträumt?

Wie oft bist du nachts aufgewacht?
________ Mal.

Wann bist du heute in der Früh aufgewacht?
Um ________ Uhr.

Fühlst du dich heute Morgen frisch und munter?

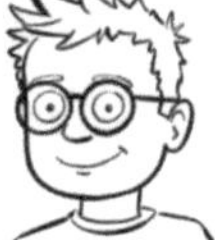

Datum:

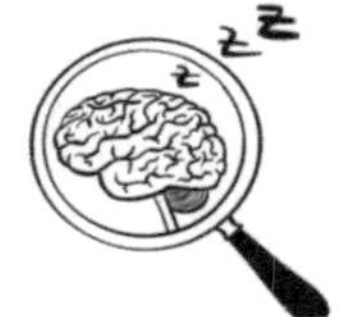

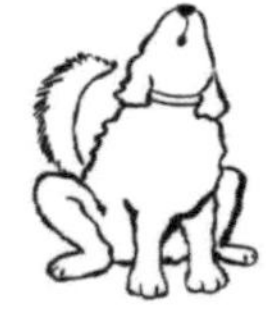

ABENDS

Warst du heute fröhlich und gut gelaunt?

Konntest du dich heute gut konzentrieren (in der Schule, bei den Hausaufgaben oder wenn du etwas anderes Anstrengendes gemacht hast)?

Wie müde hast du dich heute tagsüber gefühlt?

Wann hast du die Augen zugemacht und versucht einzuschlafen?

Um ________ Uhr.

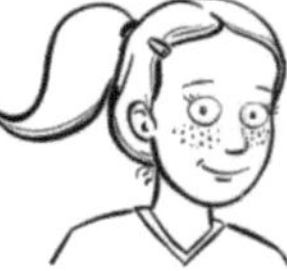

MORGENS

Wie viele Minuten hast du gestern zum Einschlafen gebraucht?
Ungefähr ______________.

Wie hast du heute Nacht geträumt?

Wie oft bist du nachts aufgewacht?
_________ Mal.

Wann bist du heute in der Früh aufgewacht?
Um _________ Uhr.

Fühlst du dich heute Morgen frisch und munter?

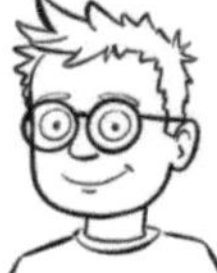

Datum:

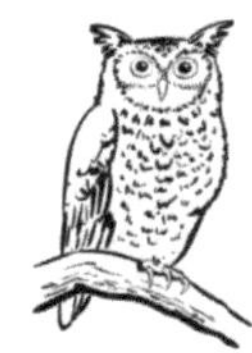

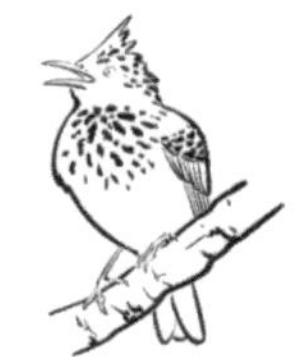

ABENDS

Warst du heute fröhlich und gut gelaunt?

Konntest du dich heute gut konzentrieren (in der Schule, bei den Hausaufgaben oder wenn du etwas anderes Anstrengendes gemacht hast)?

Wie müde hast du dich heute tagsüber gefühlt?

Wann hast du die Augen zugemacht und versucht einzuschlafen?

Um ________ Uhr.

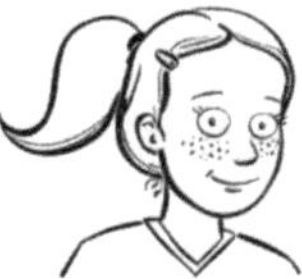

MORGENS

Wie viele Minuten hast du gestern zum Einschlafen gebraucht?
Ungefähr ____________.

Wie hast du heute Nacht geträumt?

Wie oft bist du nachts aufgewacht?
________ Mal.

Wann bist du heute in der Früh aufgewacht?
Um ________ Uhr.

Fühlst du dich heute Morgen frisch und munter?

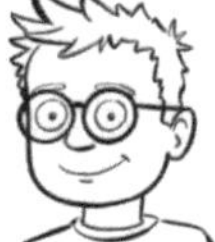

Datum:

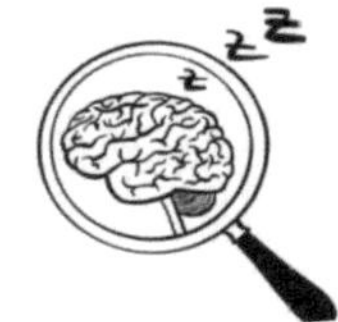

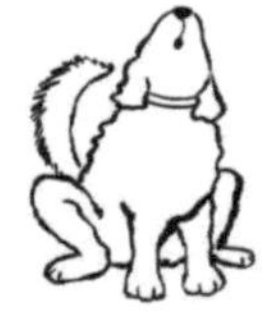

ABENDS

Warst du heute fröhlich und gut gelaunt?

Konntest du dich heute gut konzentrieren (in der Schule, bei den Hausaufgaben oder wenn du etwas anderes Anstrengendes gemacht hast)?

Wie müde hast du dich heute tagsüber gefühlt?

Wann hast du die Augen zugemacht und versucht einzuschlafen?

Um ________ Uhr.

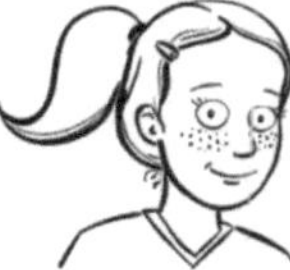

MORGENS

Wie viele Minuten hast du gestern zum Einschlafen gebraucht?
Ungefähr ____________.

Wie hast du heute Nacht geträumt?

Wie oft bist du nachts aufgewacht?
________ Mal.

Wann bist du heute in der Früh aufgewacht?
Um ________ Uhr.

Fühlst du dich heute Morgen frisch und munter?

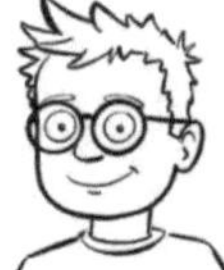

Datum:

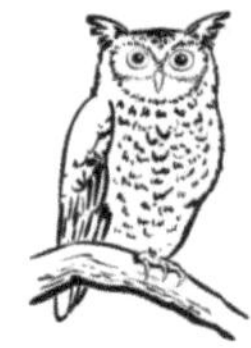

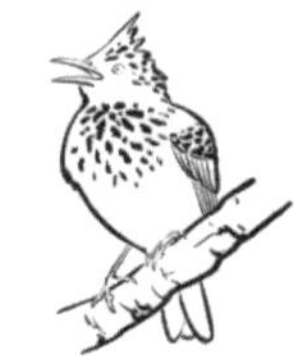

ABENDS

Warst du heute fröhlich und gut gelaunt?

Konntest du dich heute gut konzentrieren (in der Schule, bei den Hausaufgaben oder wenn du etwas anderes Anstrengendes gemacht hast)?

Wie müde hast du dich heute tagsüber gefühlt?

Wann hast du die Augen zugemacht und versucht einzuschlafen?

Um ________ Uhr.

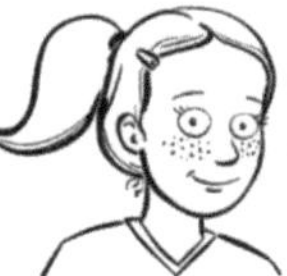

MORGENS

Wie viele Minuten hast du gestern zum Einschlafen gebraucht?
Ungefähr ____________.

Wie hast du heute Nacht geträumt?

Wie oft bist du nachts aufgewacht?
________ Mal.

Wann bist du heute in der Früh aufgewacht?
Um ________ Uhr.

Fühlst du dich heute Morgen frisch und munter?

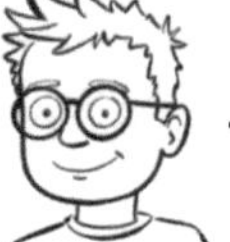

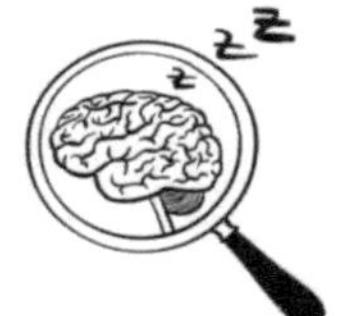

Datum:

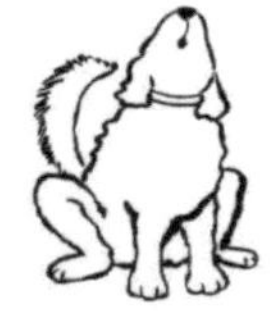

ABENDS

Warst du heute fröhlich und gut gelaunt?

Konntest du dich heute gut konzentrieren (in der Schule, bei den Hausaufgaben oder wenn du etwas anderes Anstrengendes gemacht hast)?

Wie müde hast du dich heute tagsüber gefühlt?

Wann hast du die Augen zugemacht und versucht einzuschlafen?

Um ________ Uhr.

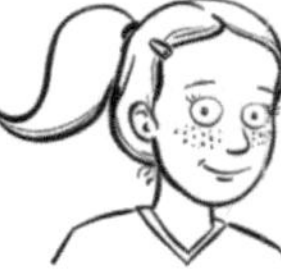

MORGENS

Wie viele Minuten hast du gestern zum Einschlafen gebraucht?
Ungefähr ____________.

Wie hast du heute Nacht geträumt?

Wie oft bist du nachts aufgewacht?
________ Mal.

Wann bist du heute in der Früh aufgewacht?
Um ________ Uhr.

Fühlst du dich heute Morgen frisch und munter?

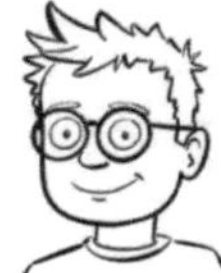

Datum:

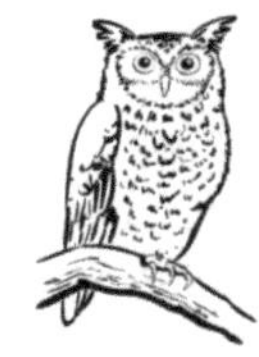

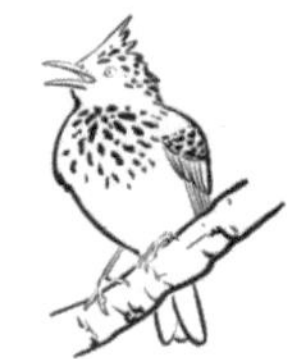

ABENDS

Warst du heute fröhlich und gut gelaunt?

Konntest du dich heute gut konzentrieren (in der Schule, bei den Hausaufgaben oder wenn du etwas anderes Anstrengendes gemacht hast)?

Wie müde hast du dich heute tagsüber gefühlt?

Wann hast du die Augen zugemacht und versucht einzuschlafen?

Um ________ Uhr.

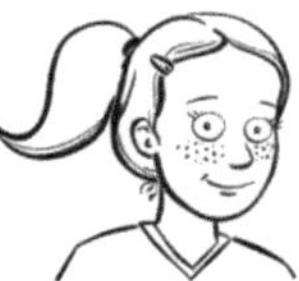

MORGENS

Wie viele Minuten hast du gestern zum Einschlafen gebraucht?
Ungefähr ____________.

Wie hast du heute Nacht geträumt?

Wie oft bist du nachts aufgewacht?
________ Mal.

Wann bist du heute in der Früh aufgewacht?
Um ________ Uhr.

Fühlst du dich heute Morgen frisch und munter?

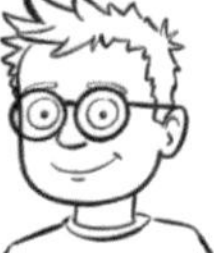

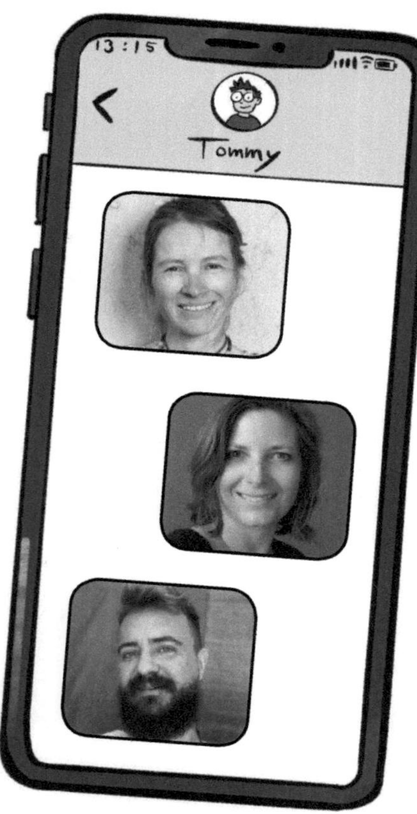

AUTORINNEN UND ILLUSTRATOR

Associate Professor Dr. Kerstin Hödlmoser ist Klinische, Gesundheits- und Sportpsychologin sowie Psychotherapeutin für Verhaltenstherapie. Sie arbeitet als Schlafforscherin an der Universität Salzburg am Fachbereich Psychologie im Labor für Schlaf, Kognition und Bewusstseinsforschung, das sie 2002 mitbegründet hat.
www.sleepscience.at

Mag. Sigrun Eder hat 2008 bei der edition riedenburg die Buchreihe „SOWAS!" gegründet. Sie arbeitet am Uniklinikum Salzburg. Als Klinische Psychologin, Systemische Familientherapeutin sowie Säuglings-, Kinder- und Jugendlichen-Psychotherapeutin ist sie an der Universitätsklinik für Kinder- und Jugendpsychiatrie sowie am Institut für Klinische Psychologie der Universitätsklinik für Psychiatrie, Psychotherapie und Psychosomatik der PMU tätig.
ww.sigruneder.com

Andreas Hirsch ist freischaffender Künstler und Designer. Nach seinem Studium in Augsburg und Portugal arbeitete er für mehrere Werbeagenturen und für ein großes Verlagshaus. Er war bei innovativen Start-ups tätig und arbeitete mehrere Jahre als Designer bei Apple in Kalifornien. 2020 machte er sich selbstständig mit seinem eigenen Studio.
www.hirschandreas.de

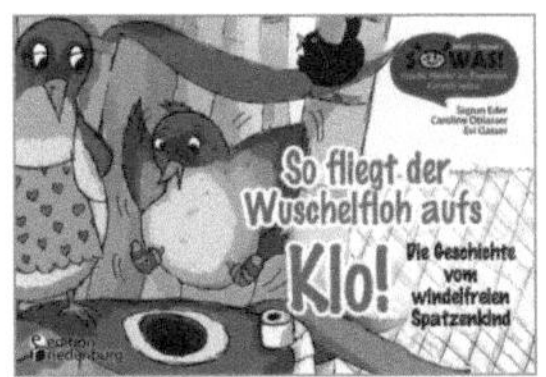

So fliegt der Wuschelfloh aufs Klo!
Die Geschichte vom windelfreien Spatzenkind

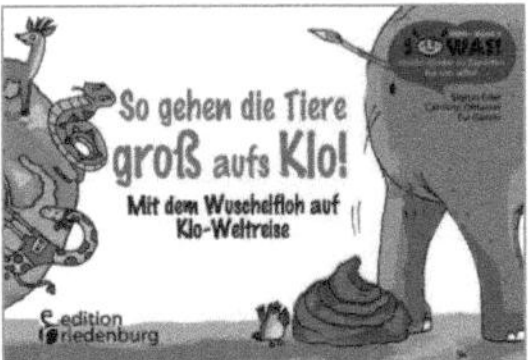

So gehen die Tiere groß aufs Klo!
Mit dem Wuschelfloh auf Klo-Weltreise

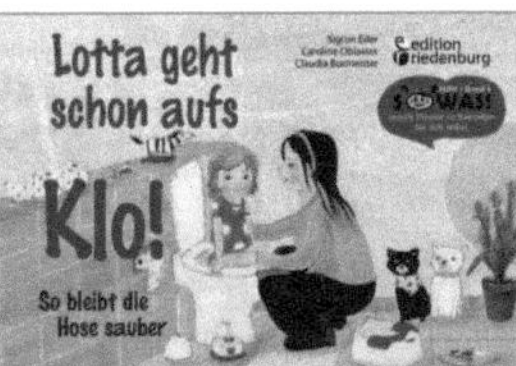

Lotta geht schon aufs Klo!
So bleibt die Hose sauber

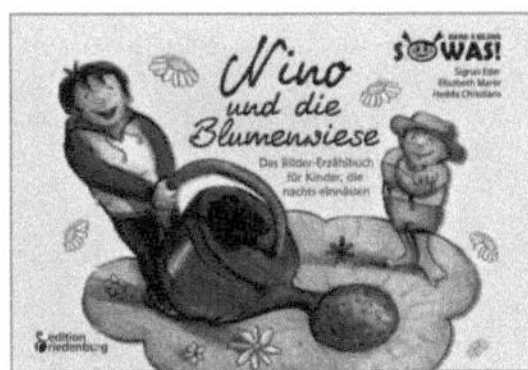

Nino und die Blumenwiese
Das Bilder-Erzählbuch für Kinder, die nachts einnässen

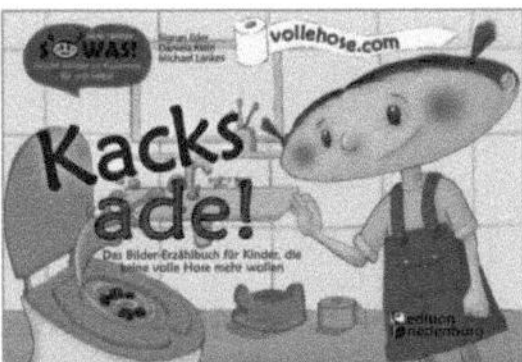

Kacks ade!
Das Bilder-Erzählbuch für Kinder, die keine volle Hose mehr wollen

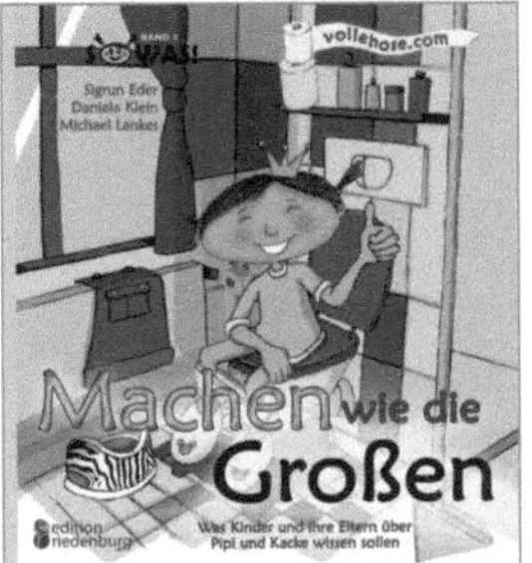

Machen wie die Großen
Was Kinder und ihre Eltern über Pipi und Kacke wissen sollen

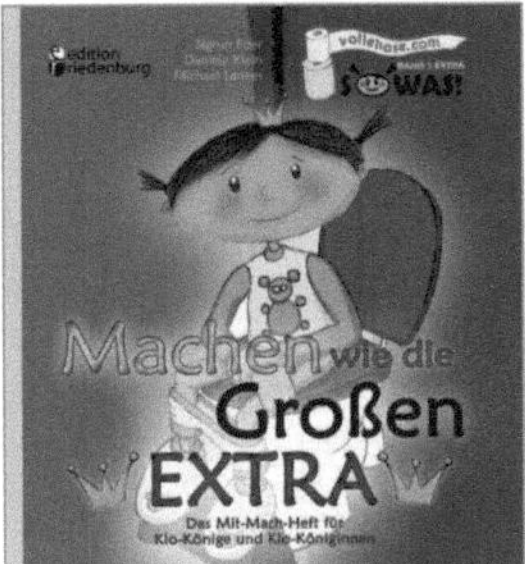

Machen wie die Großen EXTRA
Das Mit-Mach-Heft für Klo-Könige und Klo-Königinnen

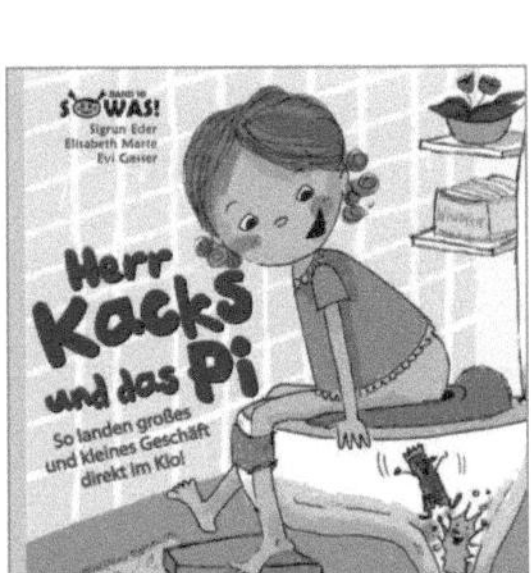

Herr Kacks und das Pi
So landen großes und kleines Geschäft direkt im Klo!

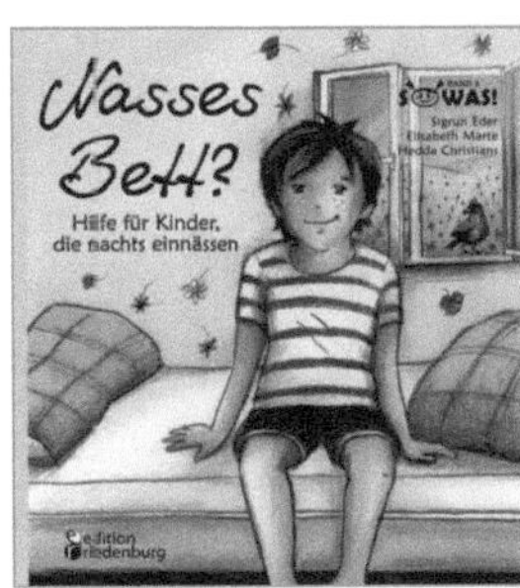

Nasses Bett?
Hilfe für Kinder, die nachts einnässen

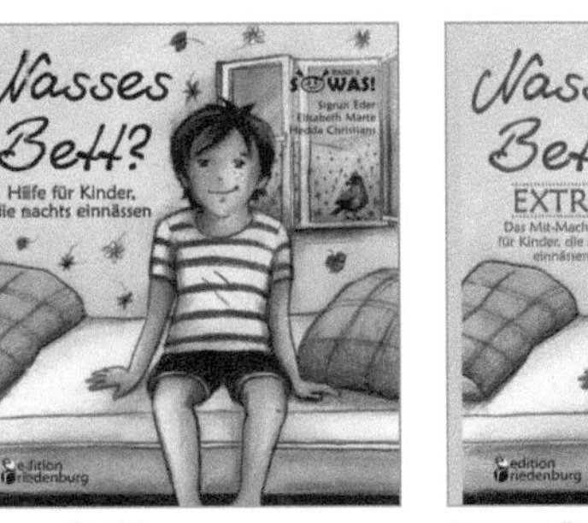

Nasses Bett? EXTRA
Das Mit-Mach-Heft für Kinder, die nachts einnässen

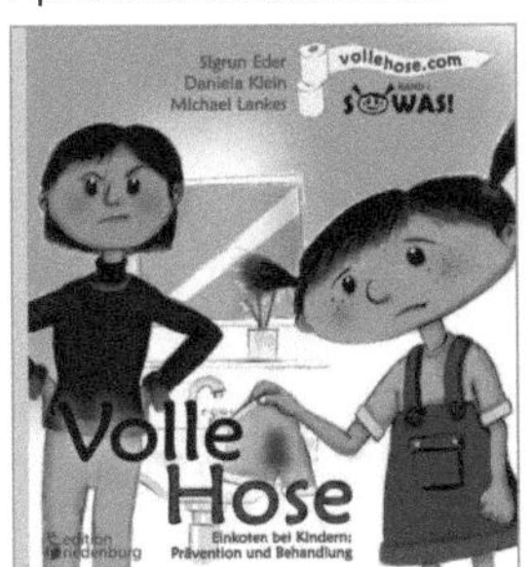

Volle Hose
Einkoten bei Kindern: Prävention und Behandlung

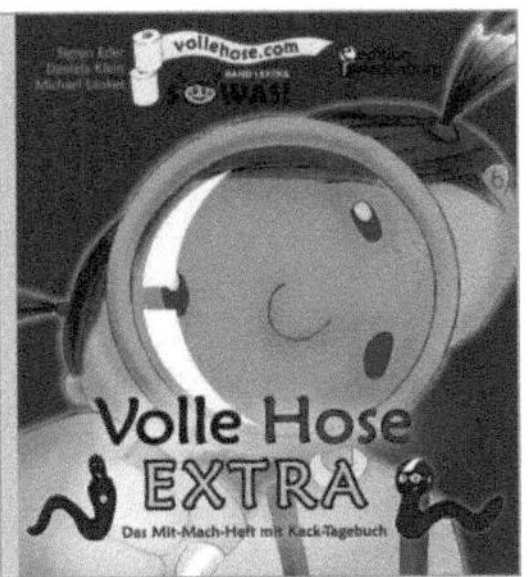

Volle Hose EXTRA
Das Mit-Mach-Heft mit Kack-Tagebuch

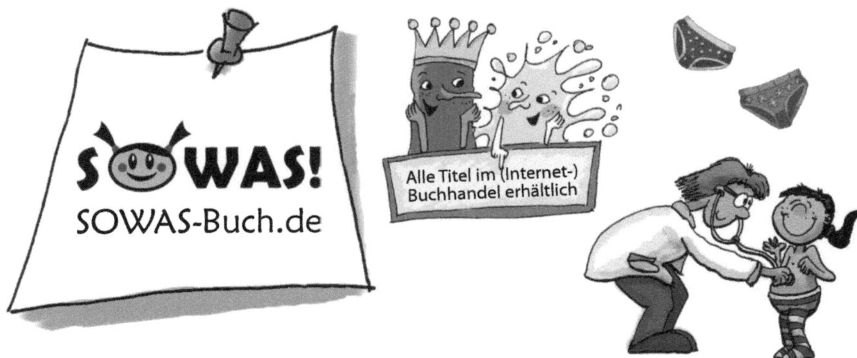

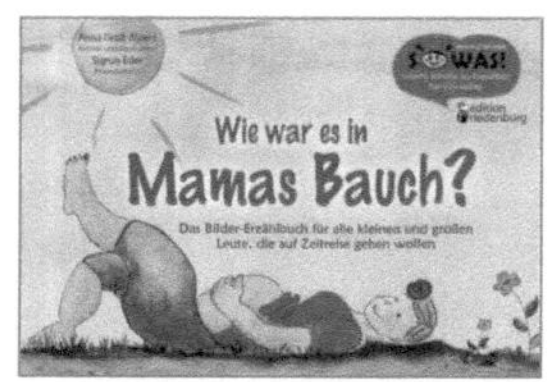

Wie war es in Mamas Bauch?
Das Bilder-Erzählbuch für alle kleinen und großen Leute, die auf Zeitreise gehen wollen

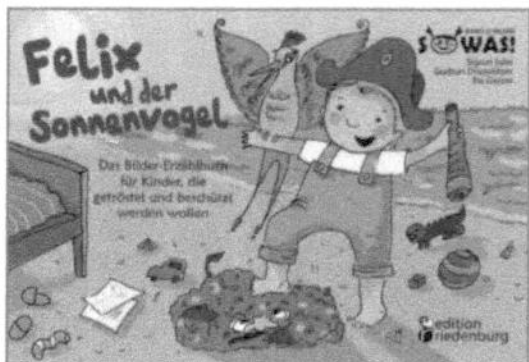

Felix und der Sonnenvogel
Das Bilder-Erzählbuch für Kinder, die getröstet und beschützt werden wollen

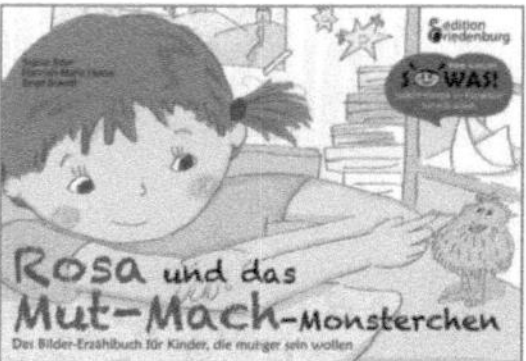

Rosa und das Mut-Mach-Monsterchen
Das Bilder-Erzählbuch für Kinder, die mutiger sein wollen

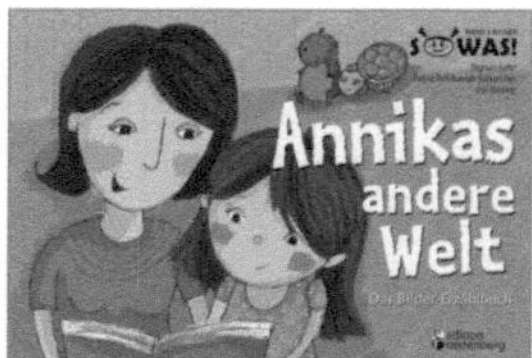

Annikas andere Welt
Das Bilder-Erzählbuch für Kinder psychisch kranker Eltern

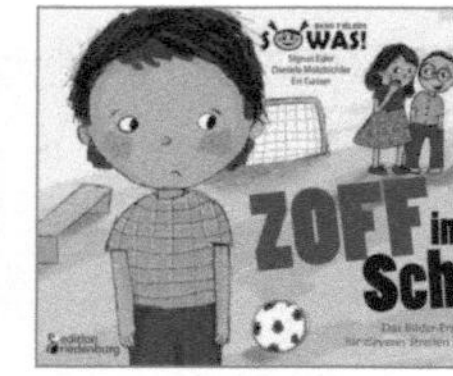

Zoff in der Schule
Das Bilder-Erzählbuch für cleveres Streiten und Versöhnen

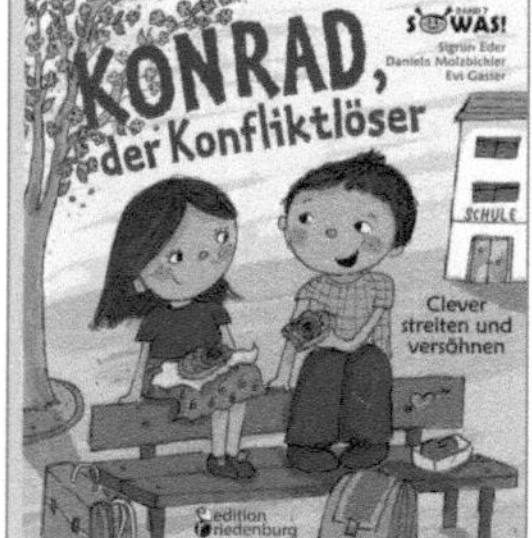

Konrad, der Konfliktlöser
Clever streiten und versöhnen

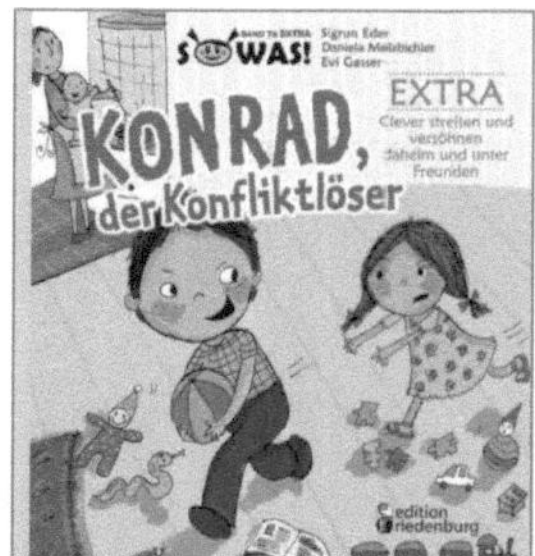

Konrad, der Konfliktlöser EXTRA
Clever streiten und versöhnen daheim und unter Freunden

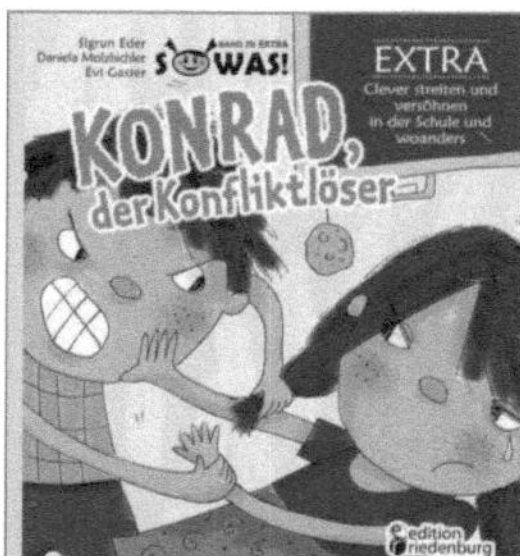

Konrad, der Konfliktlöser EXTRA
Clever streiten und versöhnen in der Schule und woanders

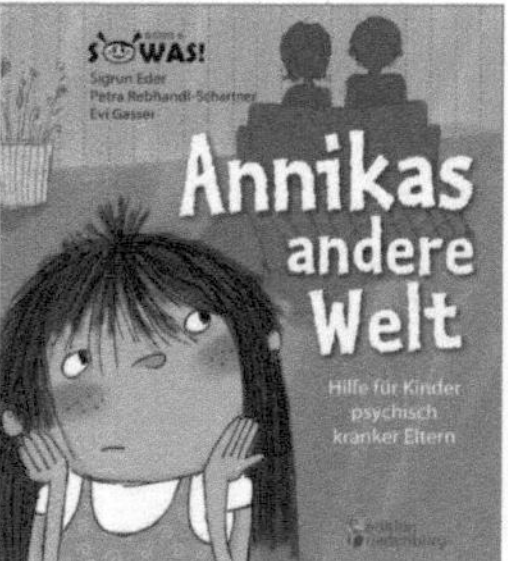

Annikas andere Welt
Hilfe für Kinder psychisch kranker Eltern

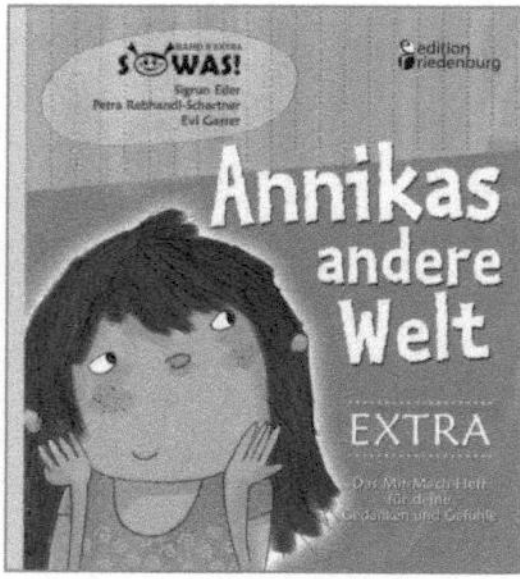

Annikas andere Welt EXTRA
Das Mit-Mach-Heft für deine Gedanken und Gefühle

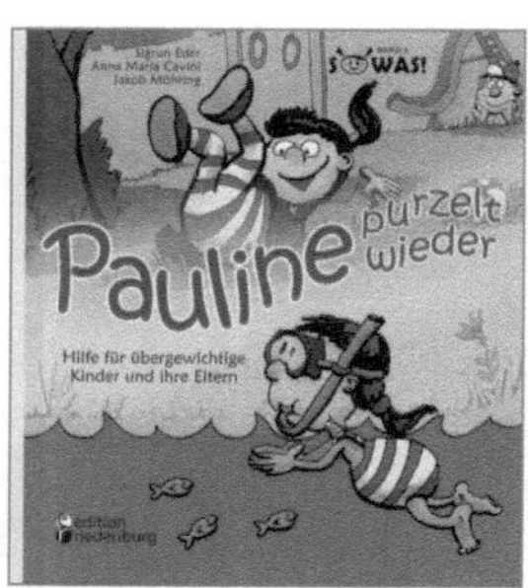

Pauline purzelt wieder
Hilfe für übergewichtige Kinder und ihre Eltern

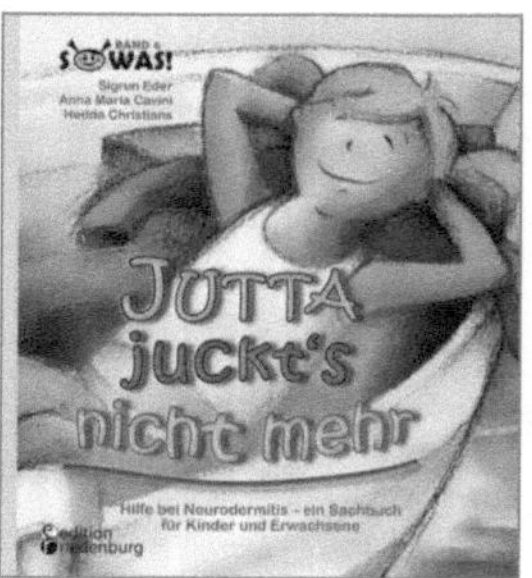

Jutta juckt's nicht mehr
Hilfe bei Neurodermitis – ein Sachbuch für Kinder und Erwachsene

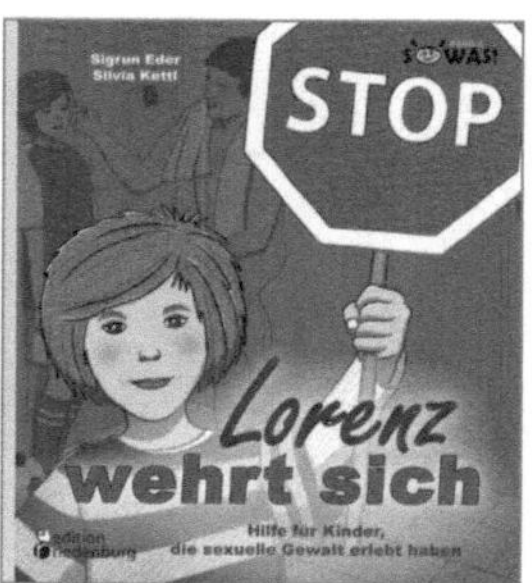

Lorenz wehrt sich
Hilfe für Kinder, die sexuelle Gewalt erlebt haben

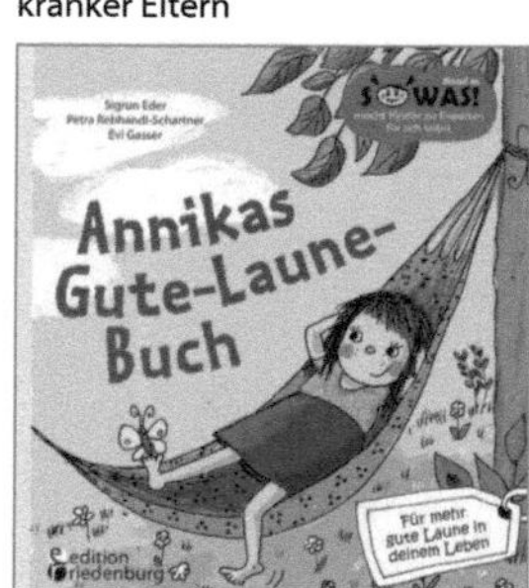

Annikas Gute-Laune-Buch
Für mehr gute Laune in deinem Leben

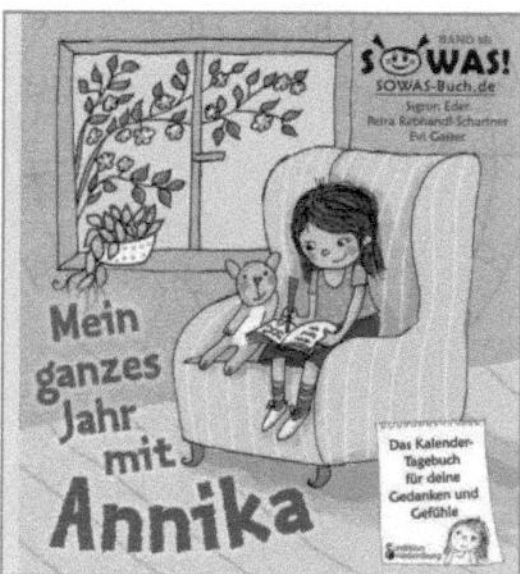

Mein ganzes Jahr mit Annika
Das Kalender-Tagebuch für deine Gedanken und Gefühle

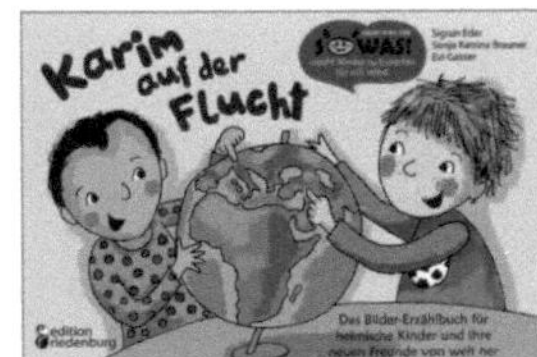

Karim auf der Flucht
Das Bilder-Erzählbuch für heimische Kinder und ihre neuen Freunde von weit her

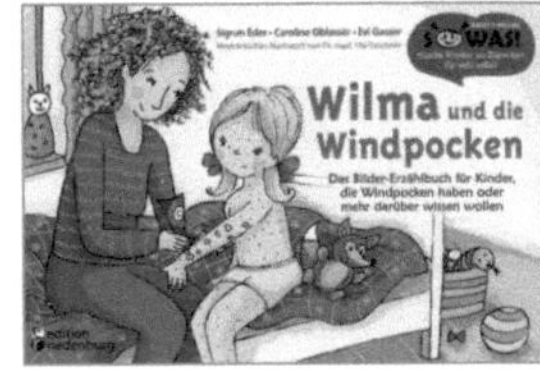

Wilma und die Windpocken
Das Bilder-Erzählbuch für Kinder, die Windpocken haben oder mehr darüber wissen wollen

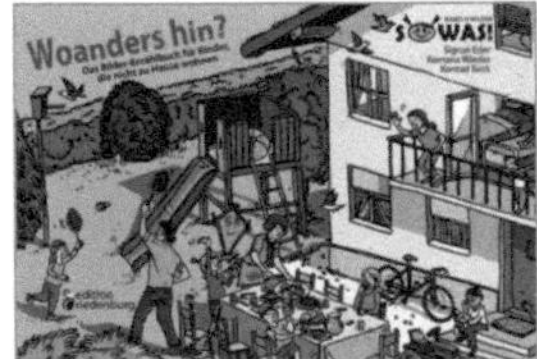

Woanders hin?
Das Bilder-Erzählbuch für Kinder, die nicht zu Hause wohnen

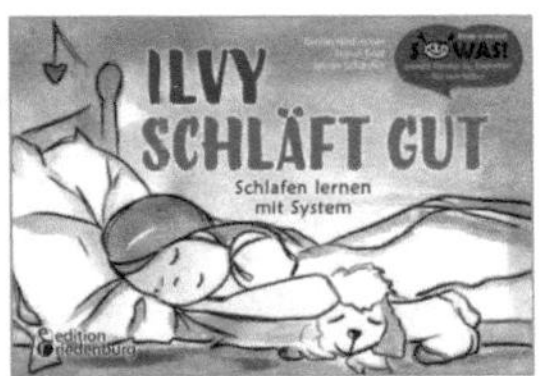

Ilvy schläft gut
Schlafen lernen mit System – inklusive Schlaf-Tagebuch

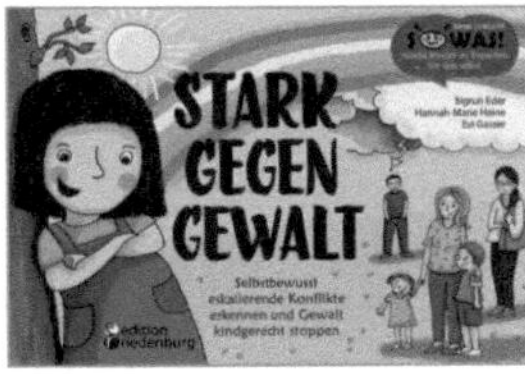

Stark gegen Gewalt
Schlafen lernen mit System – inklusive Schlaf-Tagebuch

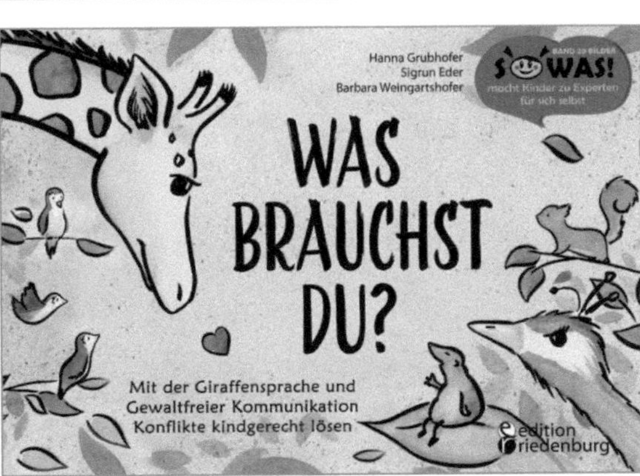

Was brauchst du?
Mit der Giraffensprache und Gewaltfreier Kommunikation Konflikte kindgerecht lösen

Emil Erdmännchen möchte mit seiner Familie und seiner Freundin Carla Chamäleon einen Ausflug zum himmlisch duftenden Beerenstrauch machen. Doch Carla Chamäleon hat keine Lust, und Emil Erdmännchen versteht nicht, wieso. Bevor es zum Streit kommt, taucht Gino Giraffe auf. Was für ein Glück! Gino Giraffe erklärt Emil Erdmännchen und Carla Chamäleon ihre Bedürfnisse. Auch Mia Maus, Balduin Bär, Pedro Pfau, Martha Maulwurf und einige andere Tierkinder kommen sich mit dem, was sie brauchen, in die Quere. Gino Giraffe ist immer zur Stelle und zeigt ihnen, was genau für sie im Moment wichtig ist.

Das fröhlich illustrierte Bilder-Erzählbuch „Was brauchst du?" im handlichen A5-Format unterstützt Kinder dabei, Gefühle und Bedürfnisse zu erkennen, um für jeden eine passende Lösung zu finden. Die Gewaltfreie Kommunikation (GFK) hilft dabei, Konflikte zu lösen.

Zahlreiche, auf gut beschreibbarem Papier gedruckte Mit-Mach-Seiten zum Malen, Aufschreiben und Reden im Anschluss an die Geschichte befähigen junge LeserInnen dazu, sich selbst und andere besser zu verstehen.

Als Bonus-Material gibt es die Tiere und ihre Bedürfnisse zum Ausmalen und Ausschneiden. Auf Karton geklebt können Kinder so ihre eigenen Bedürfniskärtchen basteln und Lösungen für Konflikte finden.

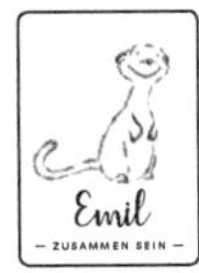

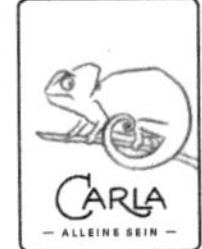

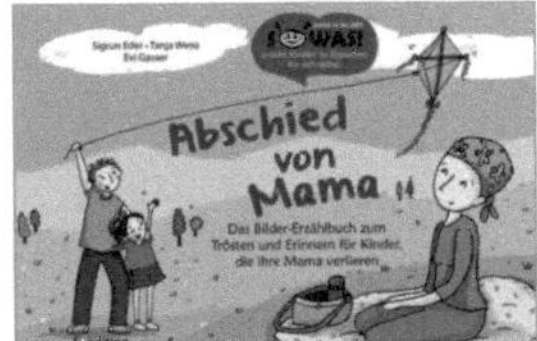

Abschied von Mama
Das Bilder-Erzählbuch zum Trösten und Erinnern für Kinder, die ihre Mama verlieren

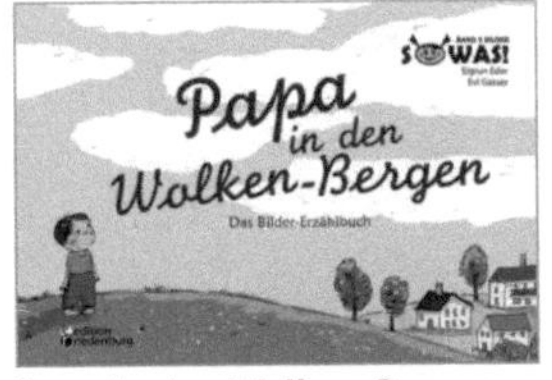

Papa in den Wolken-Bergen
Das Bilder-Erzählbuch für alle Kinder, die ihren Papa verloren haben

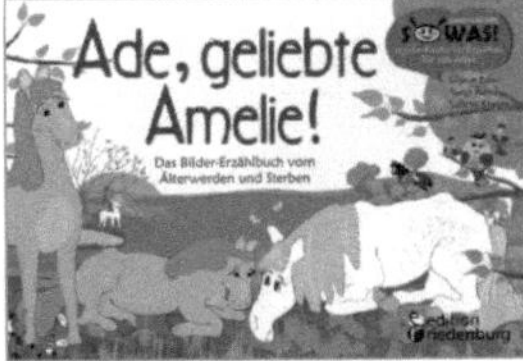

Ade, geliebte Amelie!
Das Bilder-Erzählbuch vom Älterwerden und Sterben

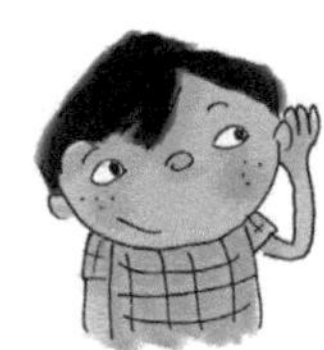

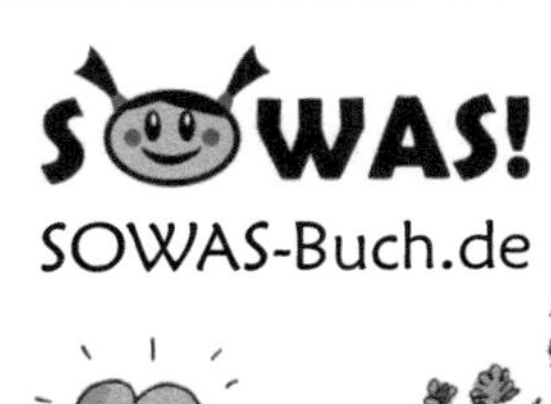

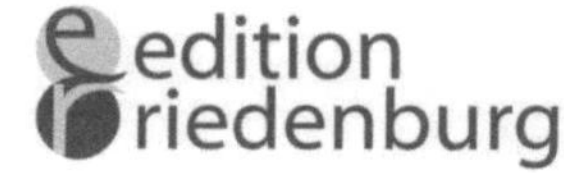
edition
riedenburg

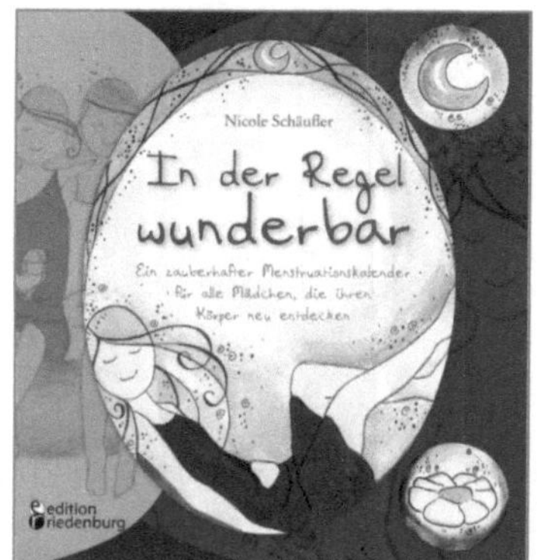
Nicole Schäufler
In der Regel wunderbar
Ein zauberhafter Menstruationskalender für alle Mädchen, die ihren Körper neu entdecken
edition riedenburg

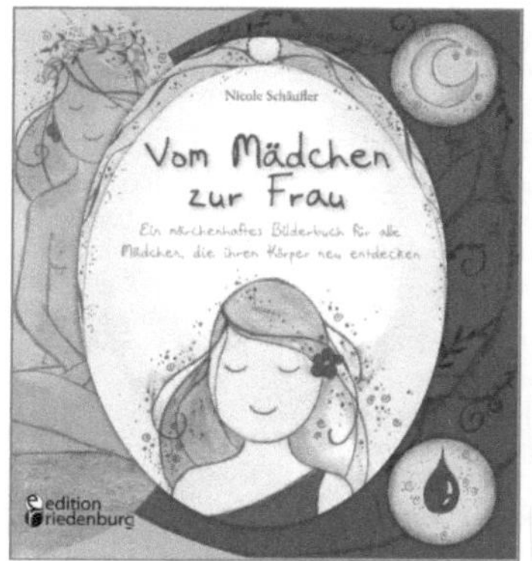
Nicole Schäufler
Vom Mädchen zur Frau
Ein märchenhaftes Bilderbuch für alle Mädchen, die ihren Körper neu entdecken
edition riedenburg

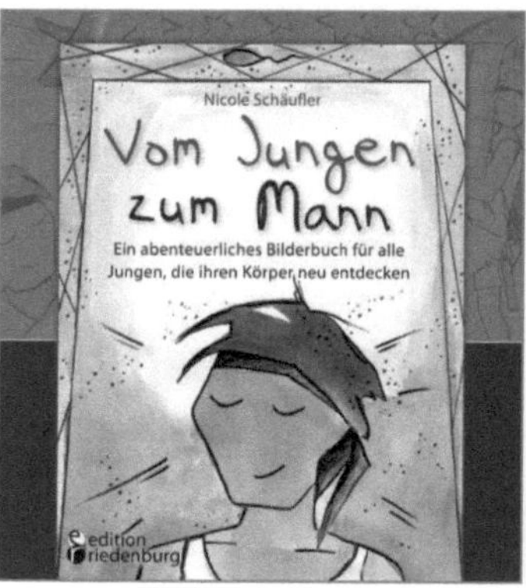
Nicole Schäufler
Vom Jungen zum Mann
Ein abenteuerliches Bilderbuch für alle Jungen, die ihren Körper neu entdecken
edition riedenburg

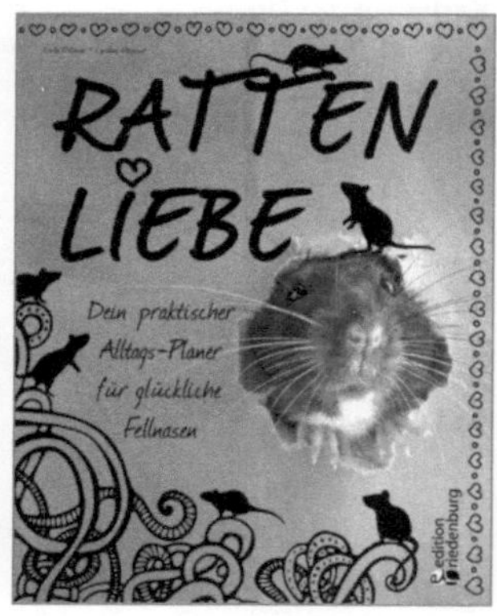
RATTEN LIEBE
Dein praktischer Alltags-Planer für glückliche Fellnasen
edition riedenburg

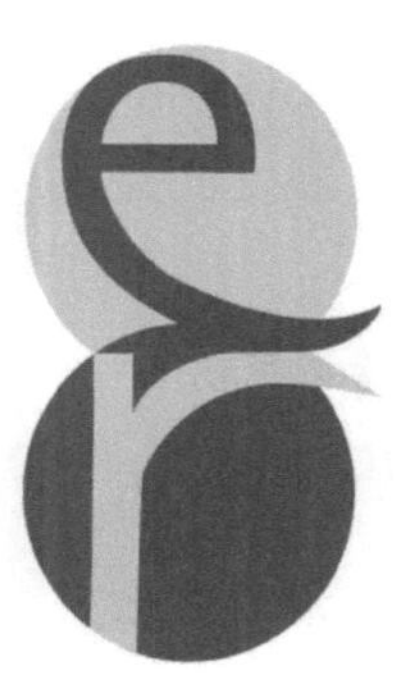

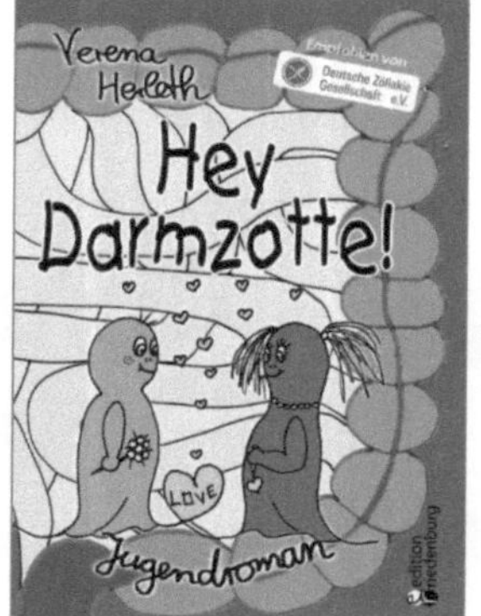
Verena Herleth
Deutsche Zöliakie Gesellschaft e.V.
Hey Darmzotte!
LOVE
Jugendroman
edition riedenburg

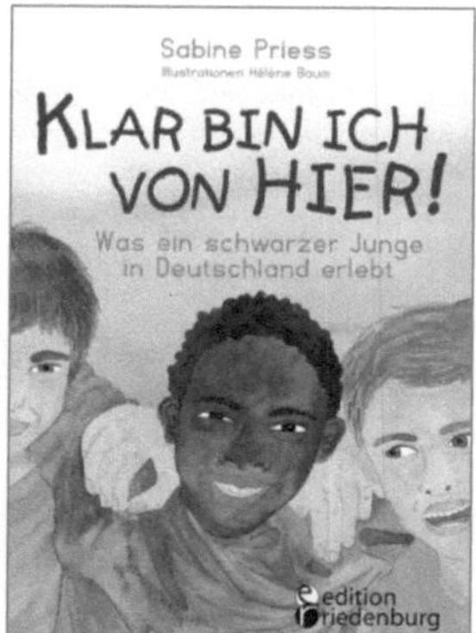
Sabine Priess
KLAR BIN ICH VON HIER!
Was ein schwarzer Junge in Deutschland erlebt
edition riedenburg

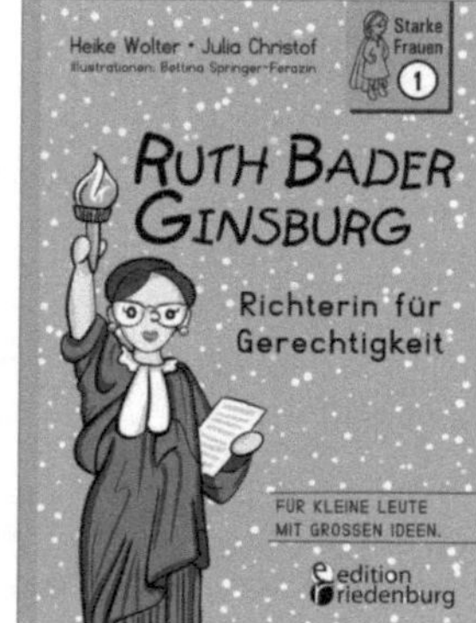
Heike Wolter • Julia Christof
Illustrationen: Bettina Springer-Ferazin
Starke Frauen 1
RUTH BADER GINSBURG
Richterin für Gerechtigkeit
FÜR KLEINE LEUTE MIT GROSSEN IDEEN.
edition riedenburg

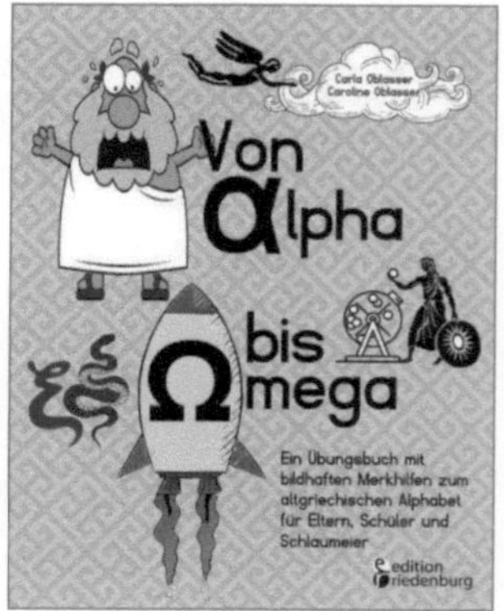
Carla Oblasser
Caroline Oblasser
Von αlpha bis Ωmega
Ein Übungsbuch mit bildhaften Merkhilfen zum altgriechischen Alphabet für Eltern, Schüler und Schlaumeier
edition riedenburg